Oumaima Tayari

Respostas às preocupações de impressão primária para próteses completas removíveis

Oumaima Tayari

Respostas às preocupações de impressão primária para próteses completas removíveis

ScienciaScripts

Imprint

Cover image: www.ingimage.com

This book is a translation from the original published under ISBN 978-620-6-77142-5.

Publisher:
Sciencia Scripts
is a trademark of
Dodo Books Indian Ocean Ltd. and OmniScriptum S.R.L publishing group

120 High Road, East Finchley, London, N2 9ED, United Kingdom
Str. Armeneasca 28/1, office 1, Chisinau MD-2012, Republic of Moldova, Europe
Printed at: see last page
ISBN: 978-620-7-87847-5

Prefácio

A dentadura completa é o aparelho protético mais importante utilizado em medicina dentária; por isso, muitas pessoas idosas tendem a fazer uma dentadura completa após a perda dos seus dentes.

O principal objetivo das suas filosofias e técnicas de fabrico que têm sido apresentadas à profissão dentária ao longo dos anos é obter a máxima retenção, estabilidade, apoio e preservação dos rebordos alveolares residuais remanescentes e da estrutura de suporte. A cobertura máxima do tecido de suporte da prótese e o contacto íntimo são o elemento-chave que melhora estas exigências.

De um modo geral, a moldagem de uma prótese completa deve obter todos os pontos de referência anatómicos dos maxilares edêntulos, obter a vedação basal, proporcionar retenção, estabilidade e suporte para a prótese e proporcionar estética para os lábios e também manter a saúde do tecido oral. Para atingir todos estes objectivos, é necessário conhecer os requisitos básicos da moldagem.

As impressões para pacientes edêntulos são um tópico muito debatido, uma vez que ainda existe uma grande diversidade entre os clínicos, que utilizam técnicas diferentes ditadas pela sua escola de pensamento pessoal e não por provas conclusivas da literatura.

M.M. Devan" A impressão ideal deve estar na mente do dentista antes de estar na sua mão. Ele deve literalmente fazer a impressão em vez de a tirar".

Não é possível aplicar um único material ou técnica de moldagem a todos os pacientes, pois depende da situação clínica, da disponibilidade de materiais, dos conhecimentos e da experiência do médico dentista. Por isso, é obrigatório que o dentista se actualize com todas as teorias e técnicas de moldagem, bem como com os tipos de materiais de moldagem.

Normalmente, a impressão de uma prótese completa é definida como um registo negativo de toda a prótese com pontos de referência anatómicos. A impressão primária ou preliminar, o passo inicial e a primeira impressão feita para o paciente edêntulo, é feita através de um procedimento específico com materiais específicos e tem de ser exacta e registar todos os detalhes do tecido à medida que é vertido para a produção de um molde primário, fazendo depois uma moldeira especial (individualizada ou personalizada) para fazer a impressão final.

Uma perceção errada generalizada entre os médicos inexperientes é a de que a precisão das impressões preliminares não é muito significativa, porque se pensa erradamente que quaisquer erros podem ser facilmente corrigidos após a obtenção das impressões principais. No entanto, isto não é de todo correto. É crucial recordar que quanto mais erros existirem na impressão primária, mais difícil e demorado será modificar as moldeiras especiais na visita seguinte. Consequentemente, existe a possibilidade de a qualidade da impressão principal ficar comprometida.

O objetivo deste trabalho é clarificar os requisitos básicos da impressão preliminar e as suas etapas, as dificuldades que o profissional pode enfrentar e os erros que podem ocorrer durante esta fase.

Capítulo I:

Directrizes padrão para a impressão primária

- **Equipamento de impressão**

A impressão preliminar é efectuada através de um procedimento específico com materiais específicos

É um recipiente no qual é colocado um material adequado para fazer uma impressão e é utilizado para transportar o material para a boca e manter a impressão na posição correcta à medida que endurece e controla.

As impressões primárias são registadas com moldeiras que seguem o contorno da área de suporte da prótese, o objetivo é obter uma extensão adequada sem distorcer os tecidos móveis, proporcionando uma espessura uniforme do material de impressão.

É feito de diferentes materiais, tais como aço inoxidável, alumínio, estanho, plástico ou latão, numa variedade de tamanhos e formas para se adaptar a diferentes bocas e é composto por duas partes principais (figura 1):

- Corpo: é constituído por uma base e flanges. A bandeja superior tem uma poção de abóbada, enquanto a bandeja inferior tem uma flange lingual.
- Alça: é definida como o prolongamento da união do assoalho e do rebordo labial na região média ou linha média, tem a forma de (L) para não interferir com o lábio durante o procedimento de moldagem.

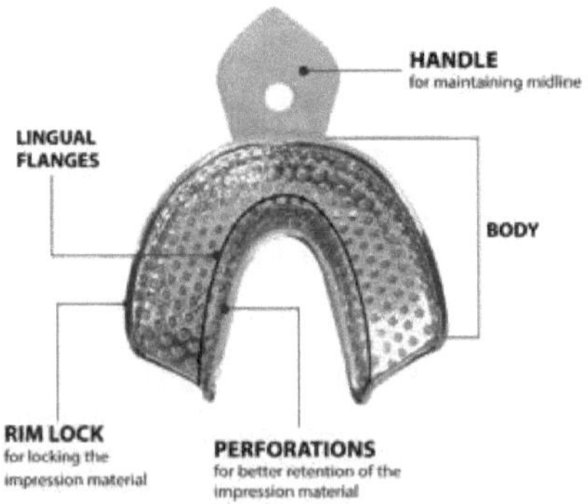

Figura 1peças da moldeira de impressão

A seleção do tabuleiro de reserva depende de alguns factores:

1- O tipo de material de impressão utilizado no procedimento de impressão primária.

2- Tamanho da arcada e do palato.

3- Forma Forma do arco. (redondo, quadrado e cónico).

Distinguimos:

a. As bandejas planas são úteis para materiais de moldagem que têm boas propriedades adesivas, como o composto de moldagem (modelagem). (figura 2)

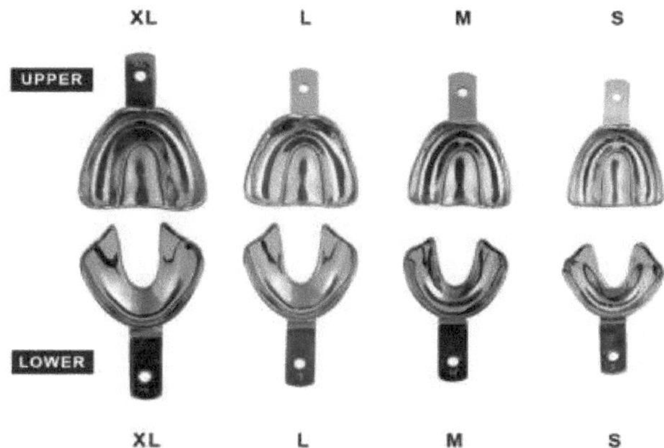

Figura 2: Tabuleiros de alumínio simples para moldes de impressão

b. Os tabuleiros perfurados são adequados para materiais de impressão com fracas propriedades adesivas, como o alginato (hidrocolóides irreversíveis). As perfurações actuam como um fecho mecânico para reter o material de impressão na moldeira. (figura 3)

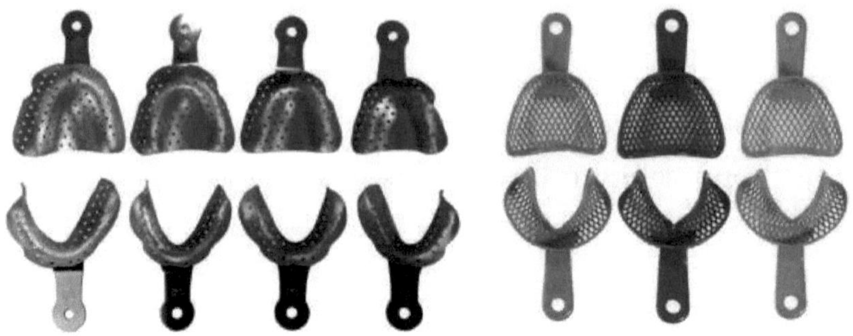

Figura 3: Moldeira de impressão perfurada

c. **Tabuleiros com fecho de aro:** Este tipo de moldes de impressão de estoque utiliza a retenção de bloqueio de aro em torno da periferia do molde para reter o material de impressão em posição no molde. A retenção adicional é obtida através da utilização de perfurações no corpo da moldeira. (figura 4)

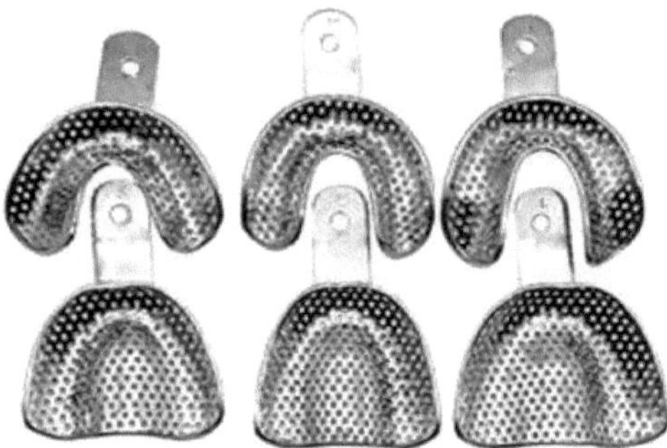

Figura 4: tabuleiros com fecho de aro

d. Os tabuleiros arrefecidos a água são úteis para materiais de impressão como o ágar-ágar (hidrocolóide reversível).

O tabuleiro de impressão é fornecido com tubos que correm ao longo do bordo do tabuleiro e emergem na pega do tabuleiro, aos quais podem ser ligadas mangueiras (tubos com adaptadores) e a água circula à volta do tabuleiro para arrefecer e mudar o material do estado de sol para o estado de gel. (figura 5)

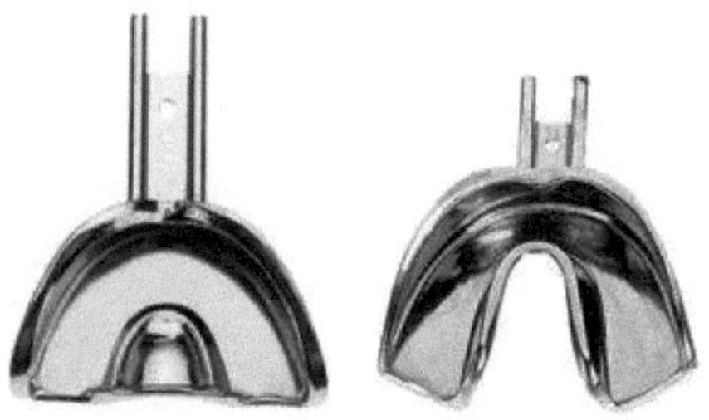

Figura 5Bandejas de impressão arrefecidas a água

As características e os requisitos ideais das moldeiras de impressão incluem a rigidez, a compatibilidade com o material de impressão, o conforto no ambiente oral e a capacidade de serem esterilizadas para utilização ou eliminação. A extensão dos bordos da moldeira deve ser cerca de 2 cm mais curta do que a profundidade vestibular, sem interferir com as ligações musculares ou frenais, a moldeira deve cobrir a área máxima possível da área de suporte da prótese e todos os pontos de referência anatómicos necessários na prótese completa, deve ser dimensionalmente estável, a pega da moldeira deve ser angulada, de modo a não interferir com o lábio, e deve aceitar correção e melhorar a sua adaptação.

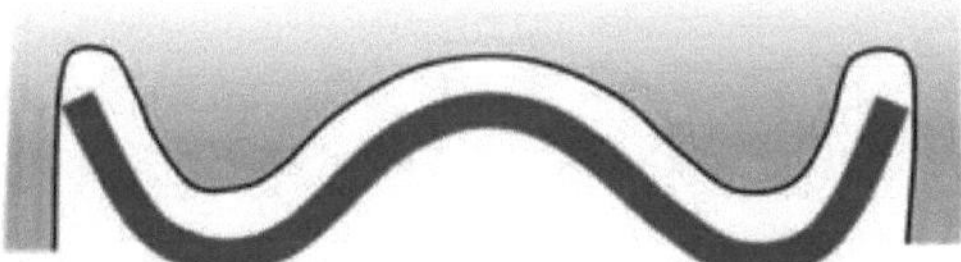

Figura 6: A relação ideal de uma moldeira de estoque com os sulcos e a mucosa de suporte da prótese

Idealmente, a moldeira deve proporcionar um espaço suficiente e uniforme para o material de impressão em todas as direcções (a moldeira deve deixar espaço suficiente ou espaço de 4-5 mm para o material de impressão entre ela e a mucosa subjacente). (figura 6)

Se o material de impressão entre os tecidos e a moldeira for demasiado fino, pode ficar distorcido aquando da remoção e do vazamento. No entanto, se for demasiado espesso, pode deslocar ou distorcer os tecidos móveis. Por isso, a seleção e o ajuste da moldeira são 80 % importantes para fazer uma impressão.

- ## Materiais de impressão

O material de impressão, que é suportado por uma moldeira e mantido contra os tecidos, apresenta um fluxo de plástico nas fases iniciais e, em seguida, endurece ou fixa.

Deve ser exato, fácil de manusear, não lesa os tecidos, não é irritante e não é venenoso. De acordo com o princípio monostático, deve ser capaz de comprimir para registar o tecido e os cortes inferiores sem distorção e com deslocamento periférico mínimo, ter boa capacidade de fluxo à temperatura da boca para obter os detalhes precisos da superfície.

Deve ser dimensionalmente estável até ao vazamento, compatível com todos os materiais utilizados no fabrico de moldes e ter um bom prazo de validade.

Depende de:

- Fluxo de material
- Estabilidade dimensional durante a colocação e após a remoção da boca para manter os detalhes finos registados
- Fácil de retirar dos cortes inferiores
- Aderir ao tabuleiro
- Compatível com produtos de gesso (não afecta a fixação do gesso, não necessita de meio de separação)

Existem vários tipos de materiais utilizados para as impressões preliminares:

1. Composto de modelação

Material de impressão utilizado quase exclusivamente para pacientes edêntulos e adequado para pacientes com cristas planas ou para pacientes com problemas de engasgamento.

Existe em forma de bolo e de bastão, sendo a forma de bastão mais comummente utilizada para moldar o bordo de um tabuleiro. (figura 7)

É um material termoplástico, que amolece quando é aquecido e se torna firme quando arrefece.
O seu código de cores corresponde à temperatura de funcionamento: O composto verde tem uma temperatura de funcionamento superior a 123 °F/51°C e o composto vermelho/castanho tem uma temperatura de funcionamento superior a 132 °F/56°C.

Para preparar o material para utilização, o composto deve ser temperado num banho de água durante alguns minutos (140 °F/60-65°C para o composto verde) para obter a temperatura correcta.
Este procedimento é repetido até que o material adquira uma suavidade uniforme e não apresente quaisquer defeitos, para permitir que a plasticidade suficiente seja transferida do banho para a boca e o composto seja moldado na forma desejada.
O dentista deve verificar a temperatura do composto antes de o inserir na boca do doente, caso contrário, pode ferir o doente.

É facilmente corrigível, pode ser adicionada e repetida depois de flamejada e não é influenciada pela saliva, podendo ser modificada através do corte com uma faca afiada para reduzir o excesso de volume, e é fácil de manusear.
Quando necessário, podemos suavizar novamente a superfície do molde fixo e voltar a inseri-lo na boca do doente.
No entanto, o material é termoplástico e não consegue reproduzir os rebaixos, e também é um material viscoso, pelo que desloca os tecidos do sulco, produzindo uma sobreextensão da área do rebordo.

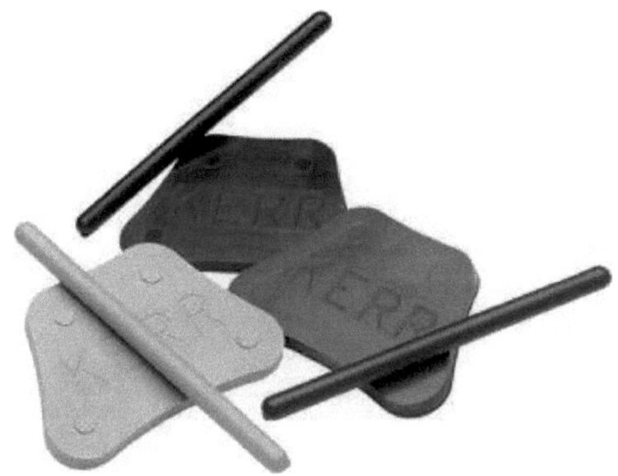

Figura 7: Composto de moldagem por impressão (verde, castanho, branco)

2. Impressão em gesso

É o material mucostático por excelência: não deforma as membranas mucosas. A sua utilização é interessante com cristas flácidas. No entanto, é difícil de dominar e, por isso, requer muita prática para avaliar a sua consistência e reação de presa, para além do seu mau gosto e efeito antiquado nos pacientes. (figura 8)

Requer um maior rácio água/pó:

- aumentar o fluxo e, por conseguinte, serão registados mais pormenores
- diminuir o efeito do calor exotérmico desenvolvido
- parte-se durante a remoção do corte inferior sem causar ferimentos ao paciente, parte-se num corte claro e limpo que pode ser facilmente remontado
- obter um gesso solúvel que possa ser facilmente separado e removido do molde (mergulhar a impressão em água quente faz com que o amido inche e se distinga do molde)

A única impressão necessária O meio de separação irá obliterar alguns dos pormenores mais finos obtidos.

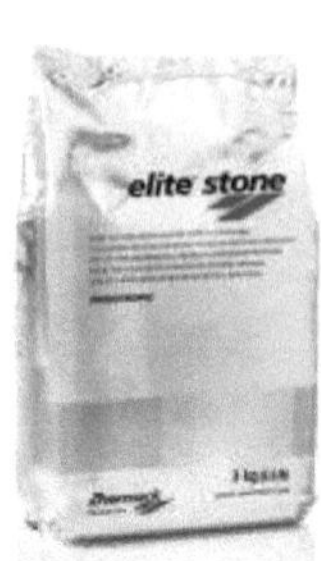

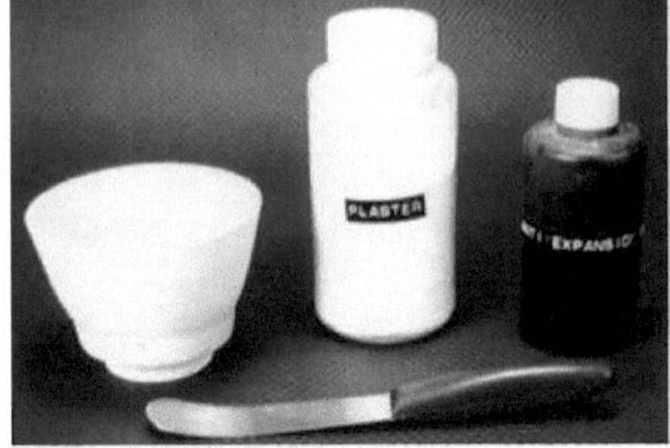

Figura 8: Gesso de moldagem tipo IV

3. Hidrocolóide irreversível: alginato

É um gel hidrofílico, que se mistura completamente com água e proporciona uma impressão muito boa na humidade oral, e que é feito de algas marinhas, sulfato de cálcio e água. É mais adequado para impressões preliminares. (figura 9)

Certificar-se de que a proporção de pó e líquido é determinada pelo volume e não pelo peso. O pó e o líquido devem ser misturados num movimento rotativo contra os lados da taça de borracha, a mistura do alginato deve ser feita em 45 segundos e estão disponíveis mais 40 a 60 segundos para carregar e inserir o tabuleiro.

Em alternativa, a relação pó/água dos alginatos mais fluidos pode ser aumentada para obter a consistência pretendida.

Tem corpo suficiente quando é colocado na boca para não escorrer excessivamente da moldeira e fixa-se rapidamente. Também é capaz de efetuar impressões precisas em várias espessuras de material em moldeiras mal ajustadas. As impressões em alginato são extraídas dos cortes inferiores com um risco menor de rasgar e têm uma memória elástica muito boa para regressar à forma da arcada com relativa rapidez.

O alginato é pouco dispendioso quando comparado com a maioria dos outros materiais de impressão.

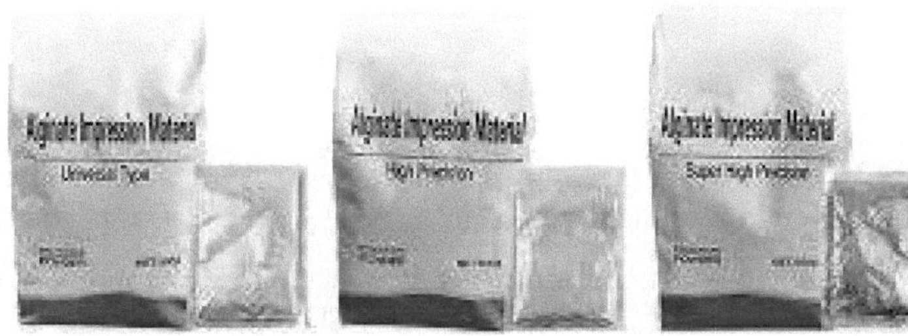

Figura 9: material de impressão de alginato

Deve ser vazado imediatamente (10-15 min) porque é caracterizado por uma instabilidade dimensional devido a:

Propriedades de sinérese (perda de água que leva ao encolhimento) e propriedades de imbibição (absorção de água que leva à expansão). Para evitar isso, pode ser protegido com 100% de humidade relativa, armazenando-o num humidor ou com uma toalha molhada.

Relaxamento das tensões internas devido à pressão exercida sobre o tabuleiro

Alterações térmicas: sofre uma contração (temperatura da boca 37°C - temperatura ambiente 23°C)

A moldeira deve ser suportada pela sua pega enquanto a pedra está a ser colocada.

• Procedimento de moldagem

1- Seleção do tabuleiro

Após o exame primário do paciente, a seleção da moldeira deve ser feita a partir do conjunto de moldeiras esterilizadas. Deve encaixar sobre a arcada e confinar o material de impressão a essa área. (figuras 10a, 10b)

Deve ser utilizado um movimento de rotação ao inserir a moldeira na boca do doente. Utiliza-se um espelho bucal para afastar a bochecha da moldeira e permitir que esta seja introduzida na boca. Por vezes, isto pode ser muito difícil de fazer porque os lábios de alguns doentes podem ter-se tornado rígidos com a idade. O lado da moldeira que está afastado do espelho é introduzido primeiro e utilizado para empurrar a bochecha para esse lado da boca, enquanto os dedos ou um espelho bucal afastam a bochecha do outro lado da moldeira à medida que esse lado é rodado para dentro.

Deve ser selecionado um tabuleiro com uma folga de cerca de 3-5 mm entre o tabuleiro e os tecidos a toda a volta.
A moldeira também deve cobrir toda a área de suporte da prótese.

Seleção da moldeira superior: As pontas dos paquímetros são colocadas no vestíbulo vestibular nas regiões das tuberosidades e essa distância é comparada com a largura dos flanges da moldeira nessas áreas. (figura 10c)
A moldeira superior deve estender-se posteriormente para cobrir as regiões da tuberosidade maxilar e da incisura hamular numa relação correcta com o rebordo alveolar residual na parte anterior da boca. A moldeira selecionada deve permitir cerca de 2-3 mm de volume de material de impressão.
Antes de fazer a impressão primária, o dentista deve praticar a colocação da moldeira selecionada na posição da crista residual superior, utilizando o frénulo labial como guia de centragem.

Quando a moldeira estiver corretamente posicionada anteriormente, os dedos indicadores são colocados na região do primeiro molar em cada lado da moldeira, e com pressão alternada.

Para produzir uma moldagem adequada e evitar variações na pressão transmitida e o deslizamento do material de moldagem para fora do palato, o material de moldagem deve ter uma espessura uniforme e os flanges da moldeira devem alcançar quase a posição funcional dos sulcos e frénulos, sem os deslocar.

Seleção da moldeira inferior: Utilizamos as pontas do paquímetro para medir a largura da arcada, colocando as pontas na face lingual das cristas do lado esquerdo e direito, logo abaixo das almofadas retromolares, e comparamos com as abas linguais da moldeira. (figura 10d)

Esta medida deve ser comparada com a medida entre os flanges linguais da moldeira. Posteriormente, as almofadas retromolares devem ser cobertas pela moldeira e, anteriormente, a superfície lingual do flange labial deve proporcionar espaço para a quantidade necessária de 2-3 mm de material de moldagem. A moldeira deve também dobrar-se a partir dos flanges linguais para permitir a ação do músculo milo-hióideo, e ser revestida com cera para ajudar a confinar o material de moldagem de alginato e para evitar a distorção do material de moldagem.

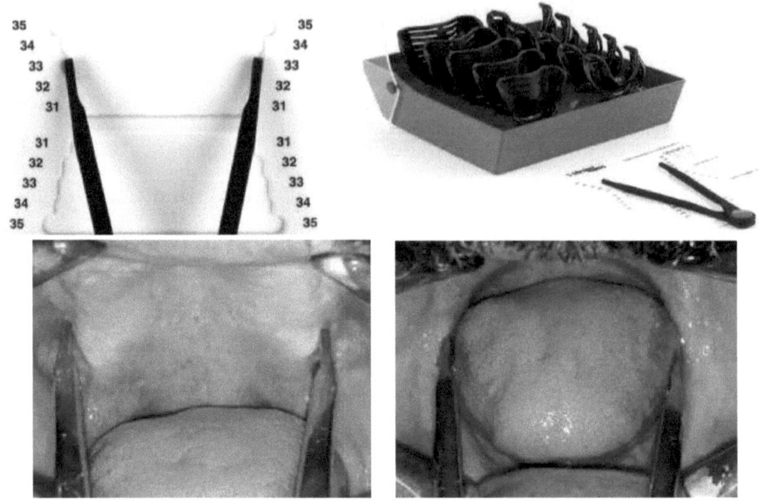

Figura 10: a: O paquímetro é colocado na tabela de tamanhos para encontrar o tamanho correto da moldeira a utilizar; b: Colocar as moldeiras de impressão autoclaváveis Border-Lock da Schreinemaker. c: Medição do tamanho da moldeira de impressão maxilar; d: Medição do tamanho da moldeira de impressão mandibular;

2- Adaptação do tabuleiro de reserva

É selecionada uma moldeira adequada para se ajustar ao doente com a maior precisão possível. Uma das principais preocupações é o facto de a moldeira dever poder ser colocada na boca carregada com material de moldagem adequado e removida facilmente como uma unidade sem danificar a moldagem ou o doente.

Estas moldeiras são feitas para se adaptarem à maioria dos pacientes, mas na realidade não se adaptam bem a ninguém: Independentemente da moldeira selecionada, em alguns casos, o dentista faz modificações para se adaptar melhor à arcada, seja por dobragem, redução das suas extensões ou por adição de um material moldável.

Dobragem

Os flanges do tabuleiro podem ser dobrados para dentro ou para fora para acomodar a espessura suficiente do material de impressão. Pode utilizar-se um alicate para dobrar os flanges do tabuleiro metálico.

Adição de cera ou composto

Pode ser utilizada cera periférica macia (cera de corda vermelha) ou massa de modelar para apoiar o tabuleiro e modificar o tabuleiro de reserva nas áreas críticas nas seguintes condições (figura 11):

- Numa abóbada palatina invulgarmente alta, a fim de construir a abóbada da moldeira superior antes de efetuar a moldagem primária, caso contrário, o material de moldagem pode deslizar para longe do palato ou para o bordo posterior da moldeira superior.
- As moldeiras de estoque de impressões preliminares muitas vezes não são capazes de fazer uma impressão precisa dos vestíbulos. As áreas do frénulo requerem uma atenção especial, de modo a que o bordo da moldeira não transpareça. A cera periférica pode ser aplicada em toda a circunferência da borda da moldeira e os vestíbulos ficarão demasiado estendidos. Os rebordos da moldeira são contornados para acompanhar a profundidade do rolo periférico.
- É necessária uma extensão do rebordo para cobrir o tubérculo retromolar e a almofada retromolar.

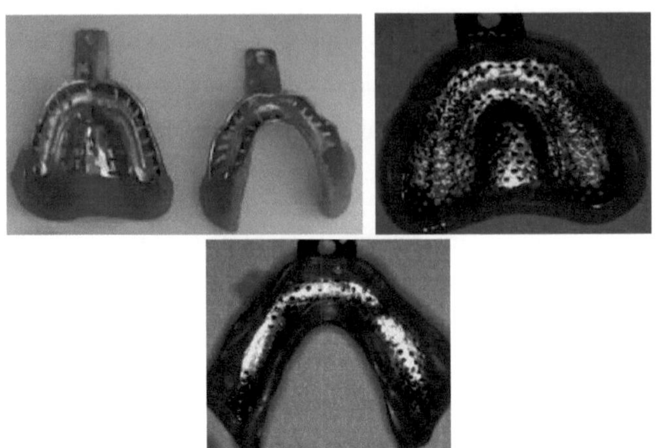

Figura 11: rectificações em cera de moldeiras metálicas

Depois de a cera periférica ser colocada na moldeira, é aquecida num banho de água quente. Isto irá amolecê-la para que se molde facilmente para registar as extensões na boca do paciente. Tornar-se-á mais macia à temperatura da boca e permitirá uma certa quantidade de moldagem dos bordos. A cera periférica aquecida é aparada com o músculo na boca para moldar o bordo da moldeira.

A adição de cera ou composto proporcionará uma melhor vedação, impedindo que o excesso flua de volta para a garganta.
O objetivo principal de colocar a moldeira na boca e de a retirar sem distorcer a impressão não deve ser comprometido.

Quando a extensão do rebordo estiver concluída, o tabuleiro é mergulhado em água fria para fixar (endurecer) a cera.
Uma moldeira deve estar fria quando carregada com material de impressão antes de ser inserida na boca, porque o material de impressão pode endurecer mais rapidamente numa moldeira quente, o que impedirá a realização de uma boa impressão.

3- Moldagem por impressão

O doente deve estar sentado numa posição vertical e relaxada na cadeira dentária, deve estar virado para a frente e o dentista deve certificar-se de que ele está relaxado. Pedir ao doente para deixar as bochechas descaídas é uma instrução útil, pois muitas vezes o doente abre-as o mais possível quando o operador se aproxima com as mãos, o que é contraproducente quando se tenta inserir uma moldeira.
Ajustar a cadeira e o apoio da cabeça de modo a que o arco do doente fique paralelo ao chão e ao nível do cotovelo do operador para a impressão superior e ao nível do ombro do operador para a impressão inferior.

O operador deve colocar-se do lado direito atrás do doente para a moldagem maxilar e do lado direito à frente do doente para a moldagem mandibular.
As mãos devem ser lavadas à vista do doente, mesmo que tenham sido lavadas previamente.

Normalmente, a moldagem inferior é efectuada em primeiro lugar, uma vez que é mais fácil de tolerar pelo doente do que a superior, por duas razões: a moldagem superior causa maior desconforto e ansiedade, quer através da estimulação do reflexo de vómito, quer pelo medo de levar um choque com o material de moldagem.

Várias teorias e materiais foram adaptados a filosofias específicas de produção de impressões.

- ## Composto de impressão

Realização da impressão composta primária para a arcada mandibular:
O composto é enrolado num tamanho adequado e distribuído no tabuleiro. Em seguida, o tabuleiro é inserido na boca do doente, que recebe instruções para fechar parcialmente a boca e levantar a língua. O tabuleiro é mantido centrado e é necessária pressão suficiente para fazer fluir o composto e registar todos os pormenores do tecido.

Fazer a moldagem da borda lingual pedindo ao paciente para levantar a língua e movê-la para a direita e para a esquerda e, finalmente, enrolá-la para cima e para trás enquanto a moldeira é mantida na sua posição. A moldagem dos bordos vestibular e labial requer o apoio da moldeira com uma mão, o polegar apoiando o queixo e os restantes dedos apoiando a moldeira na região dos pré-molares, e com a outra mão fazendo o traçado e estimulando a atividade do tecido vestibular e labial. Os sulcos e frenas bucais são moldados manipulando as bochechas alternadamente para baixo e para fora para libertar quaisquer dobras de tecido presas.

A impressão composta primária para a arcada maxilar:

O material do composto de moldagem é colocado na moldeira como na moldagem mandibular, amolecido e colocado no centro da região palatina da moldeira, utilizando os dedos para espalhar o composto pela parte interna da moldeira até que toda a moldeira esteja preenchida.

Deve estar disponível composto de moldagem suficiente para toda a periferia, de modo a permitir que a profundidade dos sulcos labial e vestibular seja alcançada sem qualquer força e efetuar o mesmo procedimento que a arcada mandibular. Antes de ser removida, pedir ao paciente para manter a boca apenas parcialmente aberta durante a remoção da impressão para assegurar que a articulação temporomandibular é protegida de danos.

A impressão deve registar toda a área de suporte da prótese e ter um aspeto suave. (figura 12)

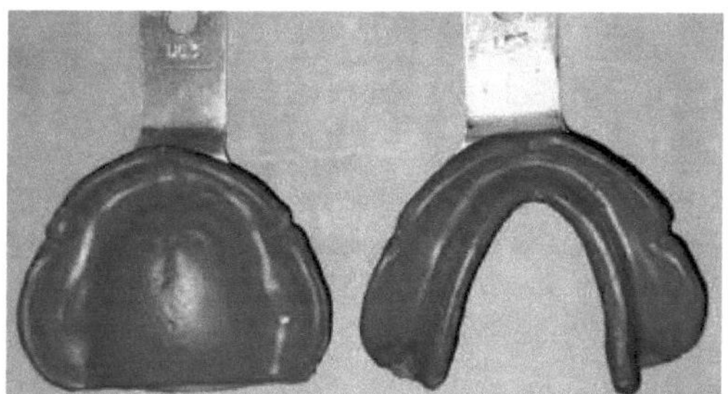

Figura 12: compostos de bolo vermelho impressão primária

- **Alginato**

Retenção do alginato na moldeira de impressão

O alginato não adere facilmente à superfície da moldeira, pelo que a retenção deve ser efectuada através de uma moldeira perfurada ou de um adesivo. As perfurações permitem que o alginato flua através delas e "rebite" o corpo da impressão ao tabuleiro. Se for utilizado um adesivo, este deve ser aplicado numa camada fina em toda a superfície interna da moldeira e também sobre as periferias, de modo a incluir alguns milímetros da superfície externa.
Após a aplicação do adesivo, deve ser dado tempo para que este se torne pegajoso, um processo que pode ser consideravelmente acelerado através da dispersão do adesivo sobre a superfície do tabuleiro com uma corrente de ar de uma seringa tripla.

Realização da impressão primária em alginato para a arcada mandibular:

Colocar a moldeira na boca do doente e pedir-lhe que levante a língua para contactar o lábio superior e a mova para a frente e para a direita e para a esquerda. Este movimento da língua irá elevar o pavimento da boca e tensionar o frénulo lingual, fazendo com que o alginato nas partes sobre-extendidas da periferia lingual seja moldado para se adaptar mais à profundidade funcional do sulco e certificar-se de que a moldeira está centrada anteroposteriormente e mediolateralmente.

Durante a moldagem dos bordos linguais, é importante certificar-se de que a língua está em contacto com o lábio superior até que o alginato tenha endurecido.
A moldagem dos bordos bucal e labial é conseguida através do alongamento firme dos lábios e bochechas relaxados com os dedos.

Durante as manobras de moldagem dos bordos, a moldeira é estabilizada na sua posição colocando os dedos indicadores direito e esquerdo na área do segundo pré-molar direito e esquerdo e os polegares apoiam o queixo do paciente.

Instruir o doente para fechar a boca o mais possível sem tocar na moldeira inferior pelo rebordo residual superior. A moldeira deve manter-se perfeitamente fixa até que o alginato assente, caso contrário, produz-se uma tensão que provoca a distorção do material.

Realização da impressão primária em alginato para a arcada maxilar:
Imediatamente antes de misturar o material de moldagem, limpar a área do selamento palatino posterior do palato duro e do palato mole com uma gaze para remover o excesso de saliva.

Se os sulcos vestibulares das tuberosidades maxilares forem profundos, o ar pode ficar retido quando a moldeira carregada é inserida. Para ultrapassar este problema, estas áreas podem ser previamente preenchidas com alginato antes de colocar a moldeira.
Carregue a moldeira, insira-a na boca do paciente, posicione-a sobre o rebordo e assente-a com pressão suficiente. Assegurar-se de que a quantidade mínima de alginato flui para além do bordo posterior da moldeira

para evitar a deglutição do material de impressão ou o reflexo de aferição. Com a bochecha reflectida e a boca do doente meio fechada, vibrar suavemente a moldeira para cima até o material de impressão fluir para as áreas de reflexão labial e vestibular e registar a forma dos tecidos. O excesso de alginato fluirá para os sulcos, produzindo uma impressão demasiado alongada. Instruir o doente para fechar a boca tanto quanto possível, sem tocar na moldeira, e para manter os olhos abertos, relaxar, respirar pelo nariz para selar a cavidade oral da nasofaringe e fletir a cabeça para a frente, reduzindo assim qualquer tendência para engasgar ou vomitar.

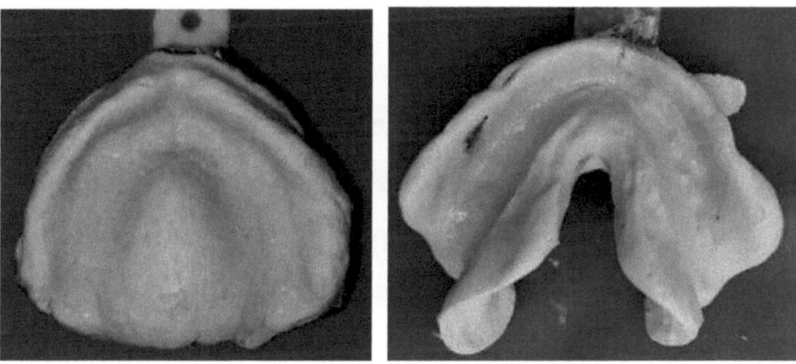

Figura 13: impressões primárias de alginato

- **Gesso de impressão**

Sentar o doente numa posição confortável, semi-reclinada. Levantar a cadeira para colocar o maxilar ao nível do queixo do dentista. Introduzir um ejetor de saliva confortável na boca.

Identificar os entalhes pterigomaxilares (hamulares) e marcá-los com um lápis indelével. Marcar a linha vibratória de entalhe a entalhe.

Colocar 6 a 8 pedaços de gaze e adicionar gesso para formar uma mistura fina. Pedir a um assistente que segure um copo a cerca de 30 cm da boca do doente, ao nível do ombro. Utilizar um espelho bucal para ter acesso e para ajudar a colocar a gaze embebida em gesso no sítio. Trabalhar o mais rapidamente possível, porque o gesso endurece em apenas um minuto.

Apanhar um pedaço (ou pedaços) de gaze embebida em gesso com um alicate de algodão. Colocar os pedaços de gaze ao longo da linha do lápis, através da linha vibratória e nos vestíbulos bucais.

Preparar outra mistura de gesso cerca de meio minuto após a primeira ter sido misturada, incorporando novamente 6 a 8 pedaços de gaze. Certificar-se de que a parte posterior dos vestíbulos vestibulares, os entalhes pterigomaxilares e a parte posterior da boca estão bem protegidos.

Quando o terço posterior do palato estiver coberto, fazer outra mistura de gesso mole e deitá-la num cone de confeiteiro. (O celofane pode ser utilizado para fazer cones e tem a vantagem de ser transparente). Espremer o gesso sobre o resto do palato até à crista da crista residual. Distribuir o gesso de forma sistemática para não reter o ar e para evitar os vazios que surgem quando se adiciona novo gesso ao gesso endurecido. Construir uma camada de gesso com cerca de 5 mm de espessura para obter uma resistência adequada. Parar durante um minuto para permitir que o reboco que cobre o palato assente completamente.

Preparar uma quarta mistura de gesso e carregar novamente um cone. Utilizar o espelho bucal para expor o espaço vestibular e esguichar o gesso de um espaço vestibular posterior (vestibular) à volta do espaço vestibular labial e para o espaço vestibular posterior oposto. Permitir que o doente feche a boca tanto quanto possível e que relaxe a musculatura facial. Deixar o gesso assentar durante um minuto completo.

Fazer uma quinta mistura de gesso, carregar um cone e esguichar uma fita de gesso sistematicamente de um espaço vestibular posterior para o lado oposto. A primeira camada de gesso fará com que a segunda desidrate ligeiramente, resultando num material um pouco mais pesado. Massajar suavemente o rebordo na direção horizontal com os dedos. Quando o gesso tiver endurecido, reflicta os lábios e as bochechas para examinar o rolo de borda quanto a deficiências. Adicionar mais gesso onde for necessário.

Reforçar a porção palatina da impressão com a última mistura de gesso. Colocar uma porção generosa de gesso na extremidade de um pedaço de lâmina de língua, e fixar a lâmina à porção palatina para atuar como uma pega na remoção da impressão.

O procedimento completo deve estar concluído em 10 a 15 minutos.

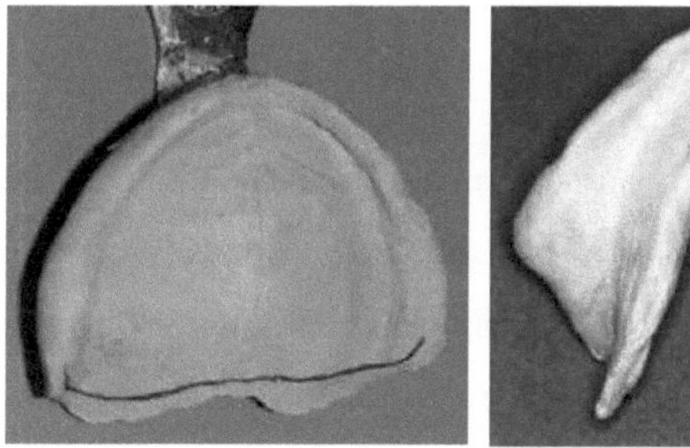
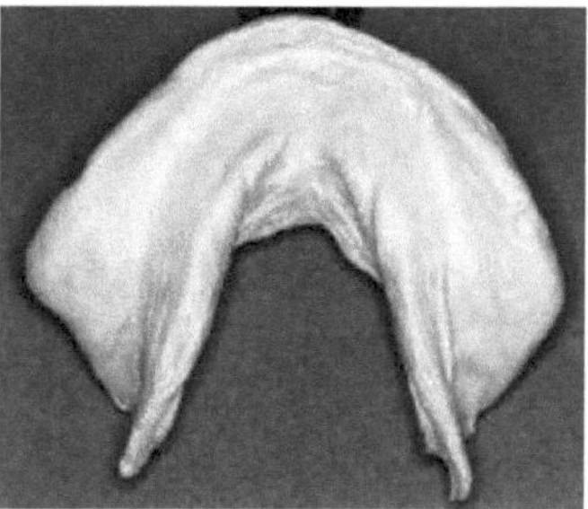

Figura 14: impressões em gesso da maxila e da mandíbula

4- Remoção de impressões

Quando a moldagem dos bordos estiver concluída, a moldeira deve ser mantida perfeitamente imóvel até que o material de impressão tenha endurecido, caso contrário serão induzidas deformações na impressão.

Depois de terminar a moldagem do material composto, a moldeira é apoiada durante 30 segundos para permitir que arrefeça e endureça. Pede-se ao paciente que feche parcialmente a boca para quebrar o selo e facilitar a remoção da impressão. A impressão deve ser lavada com água fria e inspeccionada cuidadosamente. A superfície da impressão deve ser lisa, sem quaisquer rugas ou quebras. Todas as áreas de suporte da prótese devem ter sido registadas e as áreas dos bordos devem ser arredondadas e incluir os acessórios da frena.

Para remover a impressão de alginato da boca, é necessário quebrar o selamento do bordo. Isto é conseguido pedindo primeiro ao doente que feche a boca até meio; o lábio e a bochecha são então reflectidos para longe da superfície vestibular da impressão de um lado para permitir o acesso de ar à periferia, passando o dedo à volta da periferia e removendo depois a impressão com um movimento firme e uma remoção rápida para assegurar o melhor comportamento elástico e para evitar a deformação permanente e o arrancamento da moldeira. Retirar rapidamente a impressão da boca, enxaguar sob uma corrente suave de água da torneira e pulverizar com desinfetante; em seguida, comparar a estrutura da boca com a impressão e inspecionar a mesma quanto a defeitos.

Com a impressão de gesso, insuflar ar nos espaços vestibulares para ajudar a remover a impressão quando esta estiver completamente endurecida. Aplicar um meio de separação, como um substituto de folha de alumínio ou sabão verde, na impressão, encaixotar e verter o molde numa pedra artificial dura. Identificar e remover bolhas ou barbatanas de pedra artificial que representem pequenos vazios ou descontinuidades na impressão.

Referências:

1. Aquaviva Fernandes, Neha Dua, Manisha Herekar. Técnica de Impressão Primária Correctiva. *Jornal de Medicina Dentária Aberta,* 2010, *4,* 27-28
2. Azaria, H. (1972). Elementos de protética removível. Próteses completas. Thessaloniki, Grécia: Universidade Aristóteles de Tessalónica. 52-62, 146-164,271-288, 292-306.
3. Boucher CO. Uma análise crítica da técnica de moldagem de meados do século para dentaduras completas. J Prosthet Dent 1951; 1:472-91.
4. Carl F. Driscoll, William Glen Golden. Impressões preliminares *no tratamento do paciente com prótese completa.* 2020, John Wiley & Sons, Inc. www.wiley.com/go/driscoll/denture
5. Field J. First impressions count: how to take a primary impression. Dental Nursing. 2016 Feb 2;12(2):72-9.
6. Hassaballa MA, Talic YA. Impressões de próteses completas .IN: Princípios da prótese de próteses completas.2ª ed., Universidade King Saud, 2014.p.65-77.
7. Hassaballa MA. Impressões. In: Clínica de prótese dentária completa. 2ª ed., Imprensa da Universidade Rei Saud, 2010.p.99-144.
8. Nallaswamy D.Primary Impression In Complete Denture.IN: Textbook of prosthodontics, 2nd ed., JP Medical Ltd; 2017 Sep 30.pp.69-94.
9. Nallaswamy D.Primary Impression In Complete Denture.IN: Textbook of prosthodontics, 2nd ed., JP Medical Ltd; 2017 Sep 30.pp.69-94.
10. Omkar S. Estabilizar os bens móveis. Guident. 2015 Sep1; 8(10).
11. Özkan YK, editor. Seleção do material de impressão de acordo com as técnicas de impressão.IN:Complete Denture Prosthodontics: Planeamento e tomada de decisão. Springer e 2018 Dez 28.p.111-133, 135.
12. Impressão primária. Mohamed Esam. Universidade do Sinai, kantara 2021.
13. Rao S, Chowdhary R, Mahoorkar S. Uma revisão sistemática da técnica de moldagem para prótese completa convencional. O Jornal da Sociedade Indiana de Dentisteria Protética. 2010 Jun 1:10(2):105-11.
14. Robert G. Vig, Roland C. Smith. Impressões de gesso aplicadas para dentaduras completas maxilares. ComThe Journal of Prosthetic Dentistry Volume 27, Número 6, junho de 1972, Páginas 586-590
15. Sarandha DL, Sarandha DL, Zakir I. Técnicas e procedimentos de moldagem. Em Complete Denture Treatment. IN: Textbook of complete denture prosthodontics. 1.ª ed. Índia: Jaypee Brothers Publishers; 2007.pp.47-57.
16. Zarb GA, Carlsson GE. Tratamento protético de Boucher para pacientes edêntulos (10ª ed). BI Publication Pvt Ltd. Nova Deli 1997 ;224-42.

Capítulo II:

Requisitos e deficiências da impressão preliminar

1- Requisitos de impressão preliminar

Uma impressão preliminar de qualidade deve ser tão completa quanto possível, estar em contacto direto com os tecidos e incluir toda a área de suporte da prótese sem qualquer distorção, bem como registar todas as estruturas anatómicas e pontos de referência que serão envolvidos pela prótese acabada.
É importante comparar a impressão com a anatomia do paciente para a construção correcta da moldeira personalizada utilizada para a impressão final.

Esta impressão deve ser suficientemente extensa para dar ao técnico uma boa base sobre a qual fabricar uma moldeira de impressão personalizada corretamente concebida e alargada, que é a base para obter uma impressão mestre de qualidade.

A periferia da impressão deve estar em contacto direto com os tecidos resilientes do vestíbulo.
Deve apresentar boas margens e preencher completamente o rolo periférico.
Deve estender-se posteriormente para registar a incisura pterigomaxilar e a área vibratória na maxila, e as almofadas retromolares e a forma lateral da garganta da mandíbula.

A impressão mandibular deve incluir todos os vestíbulos labiais e bucais, incluindo as fixações do frénulo, a crista oblíqua externa, as áreas da prateleira bucal, detalhes da área da almofada retromolar, espaços sublinguais e a fossa milo-hióidea.

A impressão primária maxilar deve registar os rebordos alveolares residuais, incluindo os vestíbulos labial e vestibular, as tuberosidades maxilares, as áreas das incisuras hamulares, o palato duro, juntamente com a parte não móvel do palato mole anterior à linha vibratória.

Esta linha formará o bordo posterior da prótese maxilar. Também é importante registar com precisão a profundidade e a largura totais do sulco funcional.

Em geral, espera-se que uma boa impressão primária cumpra os seguintes critérios (McCord e Grant, 2000):

- Registar a arcada completa, as áreas edêntulas e a profundidade total do sulco
- Sem grandes vazios, sopros de ar ou arrastamentos
- Apresentar uma espessura uniforme do material
- Permanecer no centro do tabuleiro
- Não há indícios de que o material esteja a afastar-se do tabuleiro ou a rasgar-se em locais críticos
- Lavagem e desinfeção adequadas
- Rotulados e armazenados de forma adequada.

Se a impressão for aceitável, deve ser lavada e suavemente aparada com um objeto afiado até ser vazada. Se forem observados quaisquer defeitos, refazer imediatamente a impressão.

2- Erros e deficiências de impressão preliminar

Os erros na impressão primária começam com a escolha da moldeira correcta de acordo com a anatomia oral, a seleção do material correto e o seu manuseamento eficiente, até à preparação e processamento do modelo.

Ao efetuar a moldagem, é aconselhável escolher uma moldeira que corresponda ao tamanho das arcadas e aplicar aros de cera adequados, de modo a permitir 3-5 mm de espessura de material de moldagem entre a moldeira e os tecidos edêntulos. Se uma moldeira não for facilmente adaptável, utilize uma moldeira maior e utilize composto ou cera para adaptar e modificar a moldeira.

É aconselhável sobreestender as impressões em vez de as subestender, uma vez que isto minimiza as modificações demoradas na fase de impressão final. Uma impressão inadequada provoca bordos em forma de faca ou irregulares.

Falhas comuns na impressão de alginato

Durante a utilização do alginato, é importante evitar quaisquer movimentos; uma vez que a reação é química, o material em contacto com os tecidos endurece primeiro. Qualquer pressão sobre a moldeira criará tensões no gel que conduzirão à distorção do alginato após a sua remoção da boca (qualquer movimento refaz a impressão). É de notar que, se a moldagem for removida lentamente, é mais provável que ocorra uma distorção do alginato.

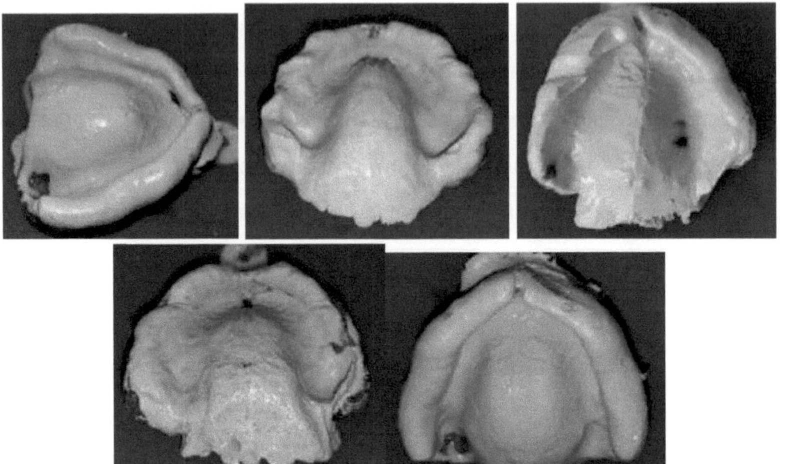

Figura 15: vários defeitos de impressões em alginato.
a: falta de moldagem na zona posterior esquerda; b: vazios de ar no flange de moldagem anterior; c: defeito de centragem da moldeira e uma moldagem assimétrica; d: moldagem compressiva excessiva nas partes do vestíbulo; e: exposições da moldeira

Não devem existir defeitos superficiais grosseiros na impressão, como por exemplo (figura 15):

1. Exposição do tabuleiro
2. Dobrar
3. Vazios de ar / Bolhas de ar
4. Material em excesso que comprime demasiado a mucosa durante a impressão ou que pode ser engolido ou inalado
5. Material colocado insuficiente

Uma impressão de alginato é particularmente suscetível de sofrer alterações dimensionais em resultado de um aumento ou diminuição do seu teor de água.

Se for deixada água na superfície da impressão, ocorrerá imbibição, provocando a dilatação do alginato. Se a impressão for deixada numa atmosfera seca, ocorrerá sinérese com o consequente encolhimento do alginato.

Enquanto a impressão está à espera de ser vazada, não se deve permitir que repouse sobre qualquer excesso de alginato que tenha escorrido sobre o bordo posterior da moldeira, uma vez que isso causará distorção.

Falhas comuns na impressão composta

O composto de impressão é uma resina termoplástica, pelo que é necessário ter cuidado:

-Não aquecer a mais de 60°C ou utilizando calor seco: para evitar a evaporação de alguns ingredientes importantes, o que afectará as propriedades do composto)

-Não deve ser amassado ou misturado no banho de água: a água pode ser incorporada no material e actua como um plastificante que aumenta o fluxo e a quantidade de distorção durante a remoção da boca

***Possíveis** erros na impressão mandibular:

1- Profundidade insuficiente na bolsa lingual posterior: devido ao rebordo curto da moldeira nesta região ou força insuficiente no assentamento da moldeira ou falta de moldagem do bordo nesta área ou o paciente não levanta a língua. Isto é corrigido empurrando o composto para dentro da bolsa lingual com o dedo indicador imediatamente antes do assentamento final.

2- Profundidade insuficiente nos sulcos lingual, labial e bucal: devido a material de moldagem insuficiente ou material de moldagem frio que não consegue fluir para registar o tecido ou força insuficiente. Esta situação pode ser corrigida adicionando pequenos pedaços de massa amolecida a estas áreas e voltando a moldar a impressão.

3- Presença de cavidade na periferia distal vestibular causada pelo facto de o cheque não ter sido libertado por baixo do bordo do composto de modelagem durante o corte funcional. Isto pode ser corrigido reaquecendo o composto e reaplicando a moldagem do bordo.

4- Os bordos do tabuleiro aparecem a partir da impressão: devido à utilização de um tabuleiro demasiado pequeno ou demasiado grande ou ao facto de o tabuleiro não estar centrado na crista ou de não se moldar adequadamente os flanges.

5- Uma impressão assimétrica é causada por: moldagem do bordo num lado mais do que no outro ou a moldeira não está centrada na boca. Isto pode ser corrigido através do reaquecimento da massa ou da utilização de uma massa de decalque que é amolecida numa chama e aplicada à massa de modelagem quente, antes de ser recolocada na boca e a moldagem dos bordos ser reaplicada.

***Possíveis** erros na impressão maxilar:

1- A deficiência na linha média da abóbada palatina deve-se a massa de modelar insuficiente na área palatina, pressão insuficiente, massa de modelar demasiado fria, ar retido.

2- O excesso de massa de modelar que se estende para além do bordo palatino posterior da moldeira é causado por uma pressão excessiva durante o assentamento da moldeira, demasiada massa de modelar na área palatina.

3- A moldagem curta numa ou mais regiões dos sulcos, especialmente à volta das tuberosidades ou do sulco labial, deve-se a material insuficiente na moldeira, falha na moldagem do periférico com composto nesta região, pressão insuficiente, composto de modelagem demasiado frio.

4- O flange do tabuleiro que aparece através do composto de modelação pode ocorrer devido a um tabuleiro mal selecionado ou adaptado, ou a uma centragem incorrecta do tabuleiro.

5- Excesso de massa de modelar no sulco labial, causado por: falha na localização da moldeira sob o rebordo, excesso de massa de modelar na parte anterior da moldeira.

A maior parte das deficiências e falhas podem ser corrigidas através da adição de pequenas quantidades de massa de modelar, tal como descrito, mas se o tabuleiro tiver sido mal posicionado ou for demasiado pequeno, é preferível refazer a impressão do que tentar fazer modificações. (figura 16)

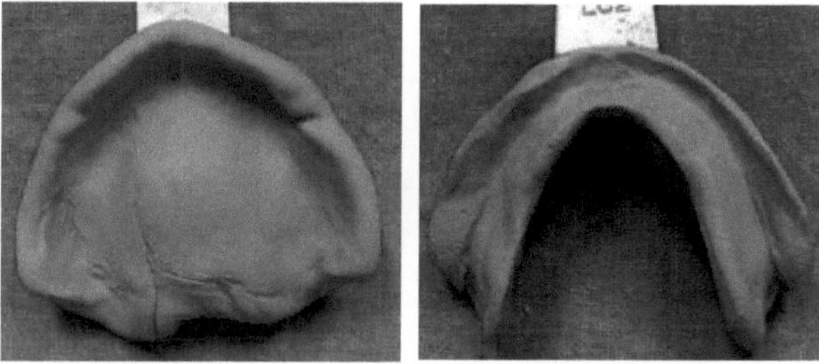

Figura 16Impressões defeituosas de massa de moldagem

Falhas comuns na impressão de gesso

O manuseamento do gesso de impressão é bastante delicado e requer uma boa dose de prática para o dominar.

O risco de fratura é elevado na presença de cortes inferiores ou de uma remoção defeituosa. Daí a sua contraindicação na presença de exostoses ósseas e zonas de retração.

Neste caso, é possível recuperar e colar os fragmentos, especialmente se se tiver o cuidado de criar um campo de proteção sobre o tronco do doente (figura 17).

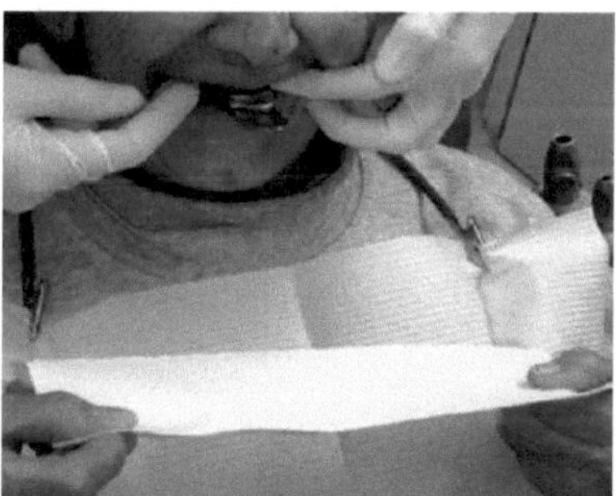

Figura 17: colocar um campo no tórax do doente para recuperar fragmentos fracturados

Durante a moldagem, há que ter especial cuidado, sendo a emboxagem a regra. A impressão em gesso é mergulhada em água com sabão para a isolar do molde de gesso. isolar do gesso de moldagem, que será um gesso com maior resistência do que o gesso de impressão, que será fragmentado durante a remoção. (figura 18)

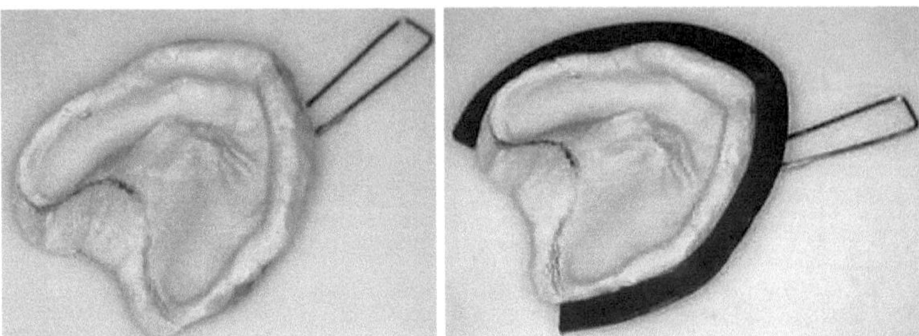

Figura 18: preparação do molde de platina antes da moldagem

Referências:

1. Carl F. Driscoll, William Glen Golden. Impressões preliminares *no tratamento do paciente com prótese completa.* 2020, John Wiley & Sons, Inc. www.wiley.com/go/driscoll/denture
2. Hassaballa MA, Talic YA. Impressões de próteses completas .IN: Princípios da prótese de próteses completas.2ª ed., Universidade King Saud, 2014.p.65-77.
3. *Hassaballa MA. Impressões. In: Clínica de prótese dentária completa. 2ª ed., Imprensa da Universidade Rei Saud, 2010.p.99-144.*
4. Hassaballa MA. Impressões. In: Clínica de prótese dentária completa. 2ª ed., Imprensa da Universidade Rei Saud, 2010.p.99-144.
5. Klein IE, Goldstein BM. Determinantes fisiológicos de impressões primárias para próteses completas. J Prosthet Dent 1984;51: 611-6. https://doi.org/10.1016/0022-3913(84)90403-7.
6. Omkar S. Estabilizar os bens móveis. Guident. 2015 Sep1; 8(10).
7. Özkan YK, editor. Seleção do material de moldagem de acordo com as técnicas de moldagem.IN: Complete Denture Prosthodontics: Planeamento e tomada de decisão. Springer e 2018 Dec 28. pp.111-133, 135.
8. Rao S, Chowdhary R, Mahoorkar S. Uma revisão sistemática da técnica de moldagem para prótese completa convencional. O Jornal da Sociedade Indiana de Dentisteria Protética. 2010 Jun 1:10(2):105-11.

Capítulo III:

Dificuldades em obter impressões preliminares

- **Abertura bucal limitada (LMO)/microstomia**

1. Dificuldades de moldagem com abertura de boca limitada

A recolha de impressões de pacientes edêntulos com LMO pode apresentar várias dificuldades.

É de notar que cada doente é único e que as dificuldades específicas podem variar consoante a situação clínica. Por conseguinte, é importante adaptar as técnicas e as abordagens às necessidades individuais de cada paciente.

<u>* Acesso limitado:</u>

Uma abertura bucal limitada pode tornar o acesso às áreas posteriores da boca mais difícil e a manipulação das moldeiras e dos materiais de moldagem mais complexa, especialmente para alcançar as regiões distais essenciais para a estabilidade protética da prótese removível completa.

<u>* Tabuleiro de impressão:</u>

Dificuldade em escolher uma moldeira de impressão adequada para as superfícies de apoio, cujas dimensões são, na maioria dos casos, superiores às da abertura bucal. Isto cria um conflito entre a necessidade de cobrir todos os elementos anatómicos e o acesso limitado dos suportes de impressão.

* <u>Instabilidade de impressão</u>:

Uma abertura reduzida da boca pode levar à instabilidade da impressão durante a moldagem. Os movimentos da língua e dos músculos faciais podem causar a deformação da impressão ou um movimento indesejado do material.

<u>* Distorção de impressão:</u>

Mesmo que seja possível efetuar uma impressão adequada das superfícies de apoio, existe um risco acrescido de distorção ou rasgamento dos segmentos distais das impressões quando estas são removidas.

* Conforto do doente:

Os doentes com abertura bucal limitada podem sentir desconforto ou ansiedade durante a moldagem. As moldeiras volumosas podem agravar o desconforto do doente, para além de possíveis lesões e irritações da mucosa e da pele.

2. Moldeira de impressão em caso de abertura bucal limitada

Durante os procedimentos de moldagem, é necessária uma abertura ampla da boca para uma inserção e alinhamento correctos da moldeira, o que não é possível neste caso.
Ao selecionar uma moldeira de impressão para um doente desdentado com LMO, é importante escolher a técnica correcta para garantir o conforto do doente e obter uma impressão precisa com base nas necessidades específicas do doente, da LMO e da cooperação entre o médico e o técnico de laboratório.

- **Moldeira de impressão personalizada modificada:**

Permite uma adaptação personalizada ao relevo dos tecidos do paciente, melhorando a estabilidade e o conforto.

1. bandeja de impressão rígida

Esta técnica consiste em fabricar uma moldeira de impressão personalizada utilizando material termoplástico (cera) ou resina acrílica. A moldeira é adaptada especificamente à boca do paciente e às características anatómicas relacionadas, tendo em conta a LMO. (figura 19)
Por conseguinte, é feita clinicamente (na cadeira) diretamente na boca. Podem ser efectuadas modificações na moldeira de impressão para facilitar

a inserção e remoção, assegurando simultaneamente uma estabilidade adequada.

A resina acrílica, um material semirrígido, foi utilizada devido à sua rigidez e facilidade de distribuição e mistura. Devido ao facto de o material ser distribuído manualmente por via intra-oral, foram eliminadas as dificuldades de inserção da moldeira de stock para um paciente com microstomia. Este material oferece uma elasticidade razoável e pode ser removido, embora possa estar ligeiramente sobredimensionado em relação a um acesso oral limitado.

Ao utilizar uma moldeira de cera, é possível produzir uma impressão personalizada, que se adapta à morfologia específica do paciente. Além disso, oferece uma maior estabilidade durante a moldagem, minimizando os movimentos indesejados dos tecidos moles e reduzindo a distorção.

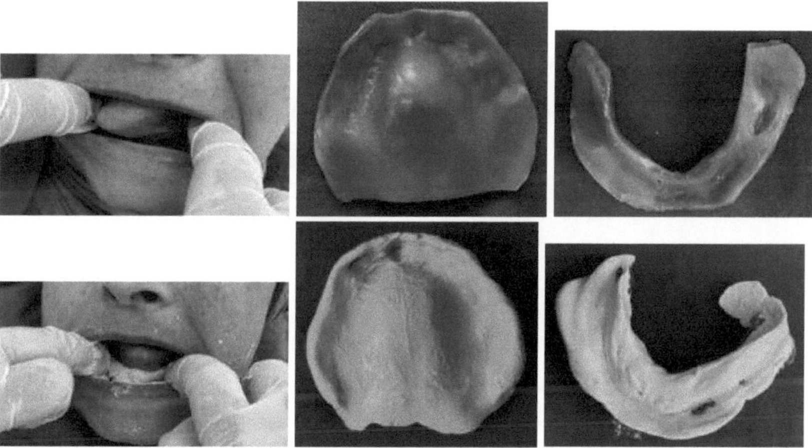

Figura 19: impressões primárias com abertura bucal limitada: moldeira de cera moldada intra-oralmente e material de impressão de alginato

Desvantagens da moldeira de impressão rígida com LMO:

- Requer mais tempo e conhecimentos para o fabrico personalizado
- Pode ser mais caro do que outras opções
- As modificações podem exigir competências técnicas avançadas

- A modelação intra-oral com falta de acessibilidade digital e visão direta devido à LOB pode ser insuficiente
- As moldeiras feitas de materiais termoplásticos podem ser sensíveis à temperatura oral e à elevação térmica durante a presa do gesso, e podem não ser suficientemente rígidas para suportar manobras técnicas de moldagem.

2. bandejas de impressão flexíveis

As moldeiras de silicone podem ser utilizadas devido à sua flexibilidade e adaptação à forma da arcada do doente. Estas moldeiras macias são mais fáceis de inserir e remover, o que pode ser benéfico para os pacientes com uma abertura de boca limitada.

a. Moldeira de impressão flexível e macia

Nesta técnica, foi utilizada uma moldeira de impressão não rígida para obter uma impressão primária. O material utilizado é a massa de silicone, que foi inserida e moldada na boca antes de curar. Devido à sua natureza flexível, a moldeira de silicone pode ser facilmente inserida e removida. (figura 20)

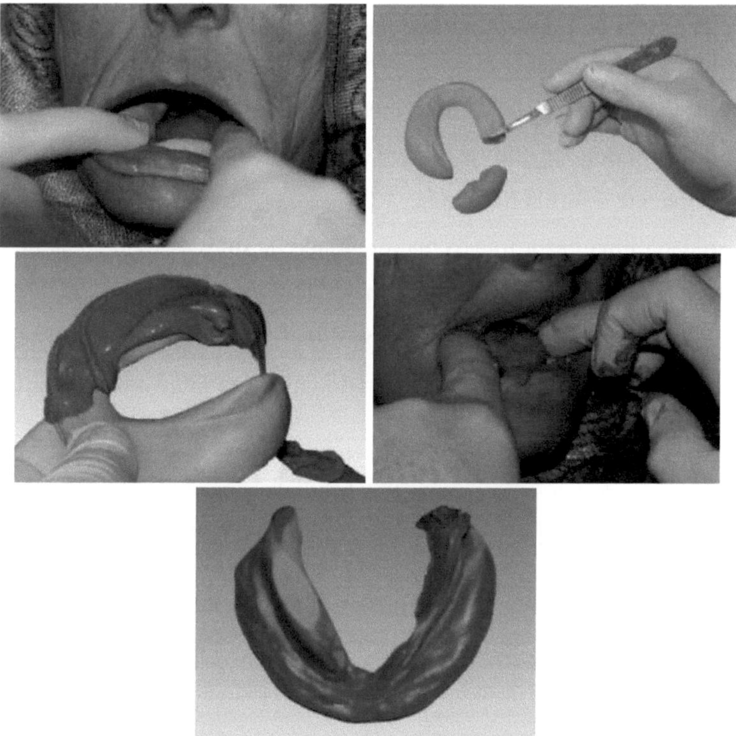

Figura 20: Moldeira flexível macia.
a: Modelagem de silicone pesado intraoralmente; b: Ajuste da moldeira flexível; c: Fazer a moldagem; d: moldagem com polivinil siloxano de corpo leve

Desvantagens da moldeira de impressão flexível

- Pode ter falta de estabilidade em comparação com as moldeiras rígidas
- A flexibilidade pode dificultar o controlo do material de impressão
- Pode exigir um manuseamento mais delicado para evitar a deformação da moldeira e do material
- A espessura não uniforme da moldeira de impressão dificulta a sua remoção, com risco de rasgar
- A suavidade do material dificulta a fundição

a. Bandeja de impressão flexível reforçada

A moldeira de silicone flexível é reforçada por um dispositivo acrílico em forma de "U" com uma barra transversal que liga os dois braços:

-Um fio ortodôntico de calibre 19 foi moldado em forma de "U" correspondente à forma da arcada.

-Foi soldada uma barra transversal de arame de dimensão semelhante para ligar os dois braços do arame em forma de ferradura. (figura 21a)

-O fio é encapsulado numa resina autopolimerizável para maior resistência.

-O dispositivo de fio/resina é incorporado no molde de massa à medida que este cura na boca. (figura 21b)

Este facto ajudou a evitar uma flexibilidade excessiva da impressão e impediu que esta se deformasse quando foi retirada da boca e, mais tarde, quando a impressão foi vazada.

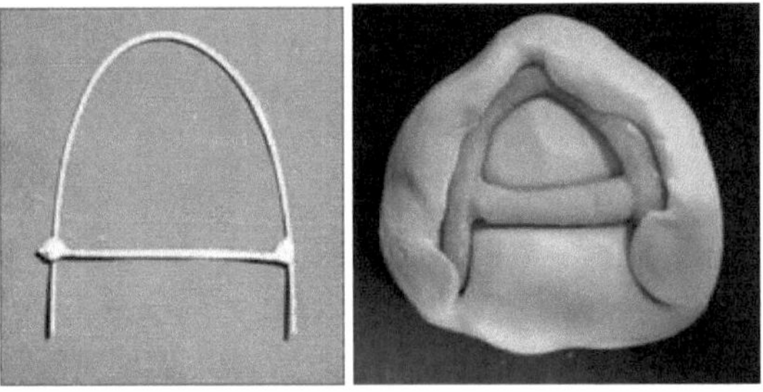

Figura 21: a: Arame de reforço ; b: Dispositivo de reforço acabado

- **<u>Tabuleiro de impressão seccionado ou setorial:</u>**

Uma moldeira de impressão standard pode ser modificada utilizando técnicas como o corte, a moldagem ou a adição de materiais adicionais. Estas modificações permitem que a moldeira de impressão seja adaptada à forma e ao tamanho do doente, tendo simultaneamente em conta a abertura limitada da boca.

Esta técnica envolve a utilização de uma moldeira de impressão em várias secções (2 ou mais) para facilitar a inserção e remoção de cada secção separadamente. Isto permite contornar a diferença entre a abertura limitada da boca e as dimensões das moldeiras seleccionadas.

1. Moldeira de impressão seccionada não articulada

Duas moldeiras de impressão são cortadas em duas secções desiguais em regiões opostas, servindo para fazer duas impressões "parciais" tomadas separadamente para cada lado. (figura 22)

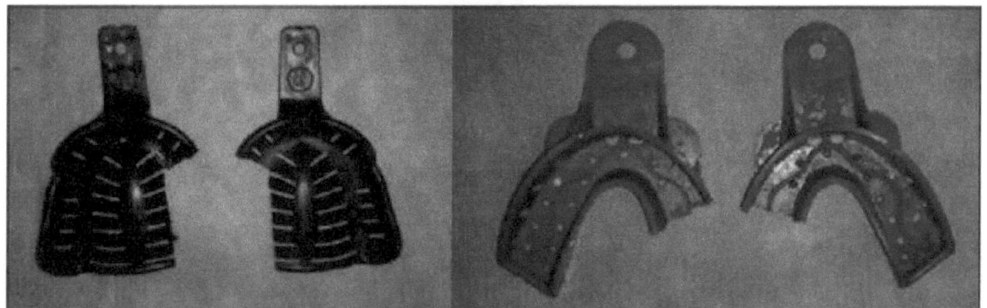

Figura 22: Secção da moldeira de impressão em segmentos largos e não complementares

O lado direito do molde primário é tirado e depois vertido com gesso dentário (figuras 23a, 23b).

Depois de endurecido, a impressão do lado esquerdo é efectuada e posicionada sobre o primeiro molde "parcial" (parte medial comum), tendo o cuidado de não deslocar o molde assente na impressão, e é mantida com a pressão dos dedos até o gesso endurecer. (figuras 23c,23d)

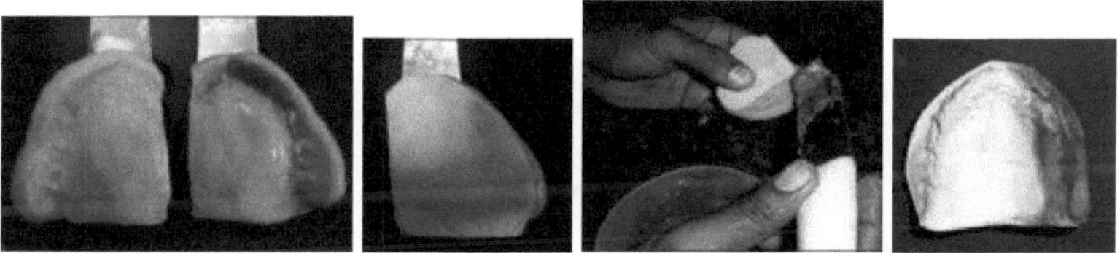

Figura 23a: secções da moldagem primária; b: moldagem da primeira hemi-impressão; c: posicionamento e vazamento da segunda moldagem seccional; d: moldagem primária "completa

2. bandeja de impressão com secções articuladas

São utilizados vários pinos, parafusos e peças de Lego para o mecanismo de bloqueio de diferentes partes de uma moldeira de impressão de secção única feita para doentes com LMO.

- fechos de pressão

Mecanismo que pode ajudar a uma adaptação precisa e à estabilidade das duas secções do tabuleiro entre si, intra e extra oral. (figura 24)

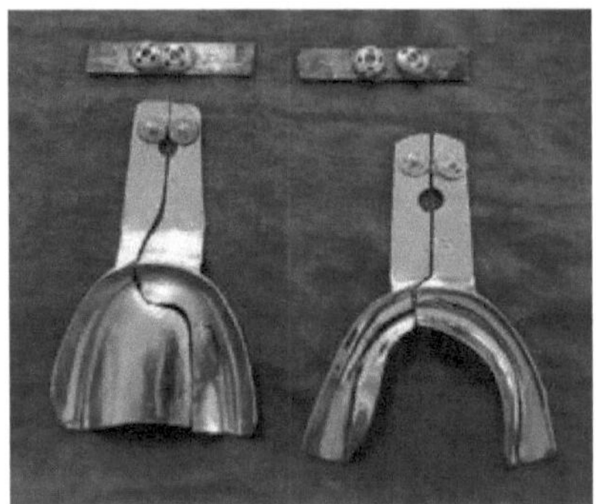

Figura 24: Moldeira de impressão seccionada convencional com fechos de pressão

- Técnica de ímanes

Nesta técnica, um íman é incorporado na resina acrílica formada em torno da pega de uma metade do tabuleiro de corte, e uma placa de metal é fixada à outra metade.

Uma vez realizadas as impressões "parciais", as duas metades da impressão são alinhadas no exterior da boca graças à atração magnética. (figura 25)

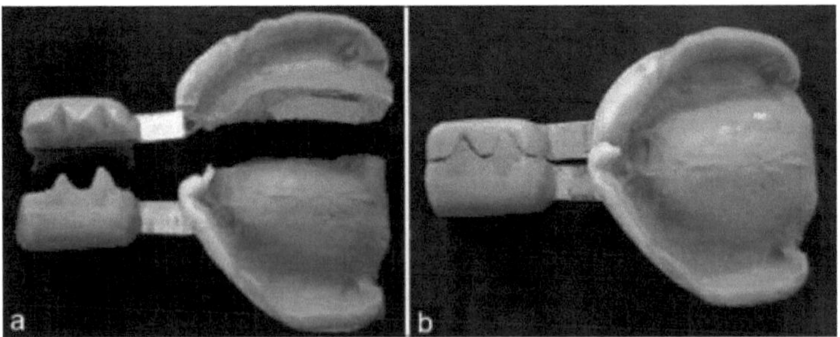

Figura 25(a) Moldeira de impressão seccionada com ímanes (b) Moldeira montada

- Técnicas de alfinetes e Lego

Foram utilizados vários pinos, parafusos e peças de Lego para o mecanismo de bloqueio das moldeiras de impressão seccionais fabricadas para pacientes com aberturas orais limitadas.

O encaixe apertado do bloco de resina acrílica nos pinos assegurou um bloqueio preciso entre as partes direita e esquerda do tabuleiro.

Na literatura, foram descritas diferentes concepções para os sistemas de montagem.

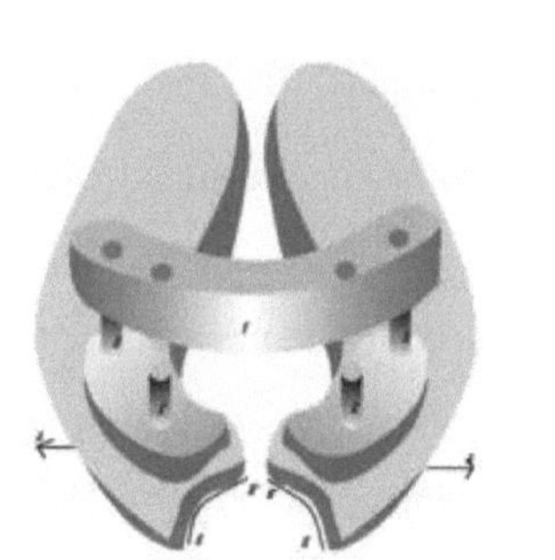 *Figura 26: Moldeira de impressão mandibular dobrável horizontalmente e mecanismo de bloqueio vertical*	Bandeja mandibular seccionada dobrável com brocas de aço e blocos de acrílico que são dobrados durante a inserção na cavidade oral e abertos sobre a arcada para assentarem nos pinos incorporados na bandeja. A é a direção de abertura do tabuleiro, B-B' são as partes que são contornadas como uma crista e aproximadas. C são pinos curtos, D são pinos longos, E é o bloco de resina acrílica que, montado nestes pinos, ajuda a aproximar corretamente as duas metades e serve de mecanismo de bloqueio.

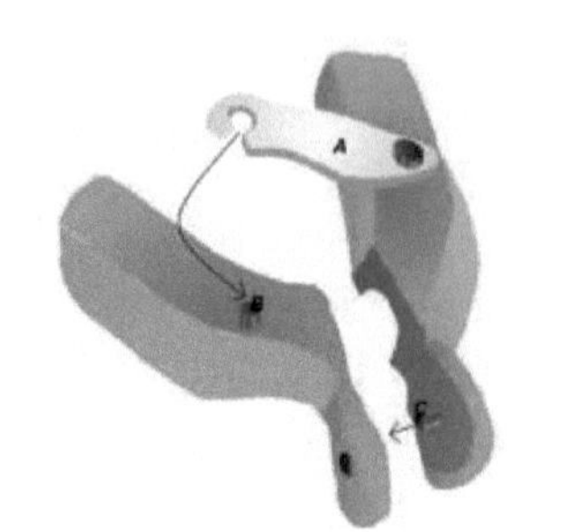 *Figura 27: Tabuleiro seccionado ligado por um gancho*	Tabuleiro seccionado ligado por um gancho ou fecho em acrílico; A é o gancho em acrílico; B é a elevação da secção do tabuleiro (ou de uma cavilha metálica) na qual o gancho se fixa. C é o pino da pega que encaixa na ranhura correspondente da contra-secção.
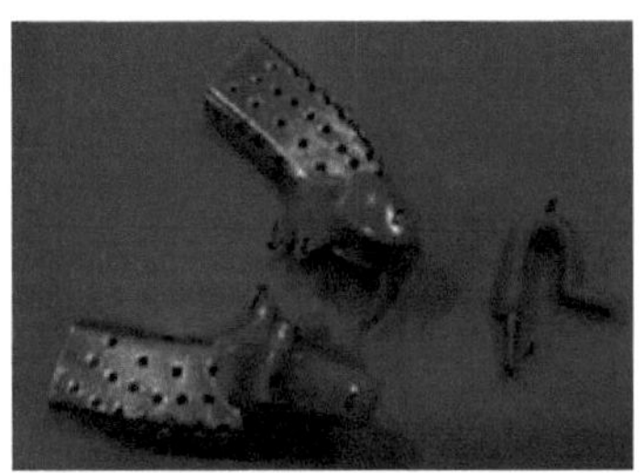 *Figura 28: Mecanismo de bloqueio da moldeira de impressão mandibular: pino/tubo*	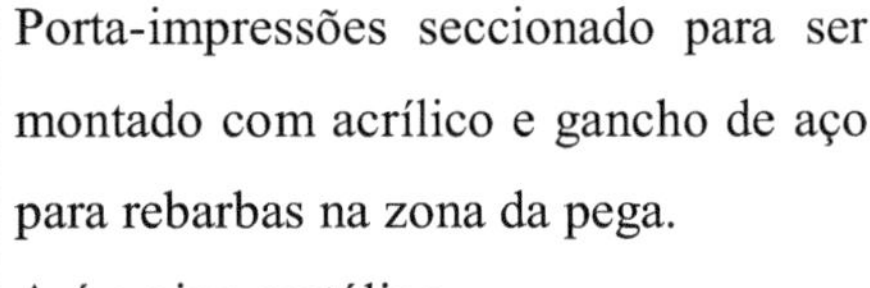 Porta-impressões seccionado para ser montado com acrílico e gancho de aço para rebarbas na zona da pega. A é o pino metálico, B é a curva para enganchar à volta da pega C, C' são as secções de pega dobradas, D é o tubo de metal no acrílico no qual A será instalado, E são as aletas que aproximam as secções da moldeira de impressão.

3. Benefícios

- Utilizar um tabuleiro de impressão padrão modificado, reduzindo os custos
- Pode ser adaptada rápida e facilmente a diferentes áreas da boca, consoante a situação do paciente
- Permite contornar o LMO inserindo e desinserindo cada secção separadamente
- As modificações podem ser efectuadas com ferramentas e materiais comuns.

4. Desvantagens

* Dificuldade em obter uma precisão absoluta:

As impressões sectoriais requerem um manuseamento delicado e uma coordenação precisa para inserir e remover as várias secções da moldeira de impressão. Isto pode levar a uma ligeira variação no alinhamento das secções individuais, o que pode afetar a precisão da impressão final.

* Risco de distorção da impressão:

Durante a moldagem, é possível que os materiais de moldagem se deformem ligeiramente ao inserir e remover as secções da moldeira de impressão. Isto pode levar à distorção da impressão e comprometer o ajuste exato da prótese final.

* Menos estabilidade do que as impressões completas:

As moldagens seccionais podem ser menos estáveis do que as moldagens completas, uma vez que as secções do molde podem mover-se ligeiramente durante a moldagem. Isto pode levar a movimentos indesejados e a uma adaptação mais fraca das moldeiras.

* Necessidade de competências técnicas avançadas:

A realização de impressões sectoriais requer competências técnicas avançadas por parte do praticante. Uma boa coordenação e um manuseamento preciso são essenciais para obter resultados satisfatórios. Por conseguinte, é necessária uma formação adequada e experiência para dominar esta técnica.

* Complexidade e consumo de tempo: As juntas de secção ou as fixações podem aumentar a complexidade do processo.

As impressões seccionais podem demorar mais tempo do que as impressões completas, uma vez que cada secção tem de ser inserida e removida separadamente. Este facto pode aumentar o tempo total de tratamento para o doente e para o processamento da impressão no laboratório.

3. Impressão digital:

As impressões dentárias digitais são representações em 3D, totalmente manipuláveis, de toda a cavidade oral de um paciente, utilizando um scanner intra-oral.

A utilização da impressão ótica, também conhecida como digitalização intra-oral, pode ser uma alternativa interessante para obter a impressão de um paciente edêntulo com uma abertura de boca limitada.

- **Presença de um toro**

O torus mandibularis é uma proeminência óssea na superfície lingual, que se encontra normalmente na zona do incisivo lateral da mandíbula até ao primeiro molar. Os toros são compostos por osso esponjoso coberto por osso compacto, que pode ser laminado. Um ou mais toros podem estar presentes e estão sempre localizados acima da linha milo-hióidea, mas abaixo da margem alveolar. (figura 29a)
Os toros mandibulares grandes podem impedir o assentamento completo da moldeira e da futura prótese. Estes grandes rebaixos podem bloquear a prótese no lugar ou impedir qualquer tipo de flange lingual na área.

Não é possível efetuar uma moldagem preliminar da forma convencional, utilizando a moldeira de Shreinmaker, por duas razões: a moldeira não pode ser inserida e/ou o paciente refere dor sempre que a moldeira é colocada no tórus.
É por isso que deve ser utilizado um tabuleiro "ASA". (figura 29b)
A sua vantagem é uma folga ampla, os flanges não atingem o sulco, e por isso é inevitável adicionar cera nos bordos mediais para registar cuidadosamente todas as estruturas anatómicas. (figura 29c)
A impressão preliminar pode ser efectuada com alginato, que tem um grau de elasticidade aceitável, tornando a impressão mais fácil e indolor (figura 29d).

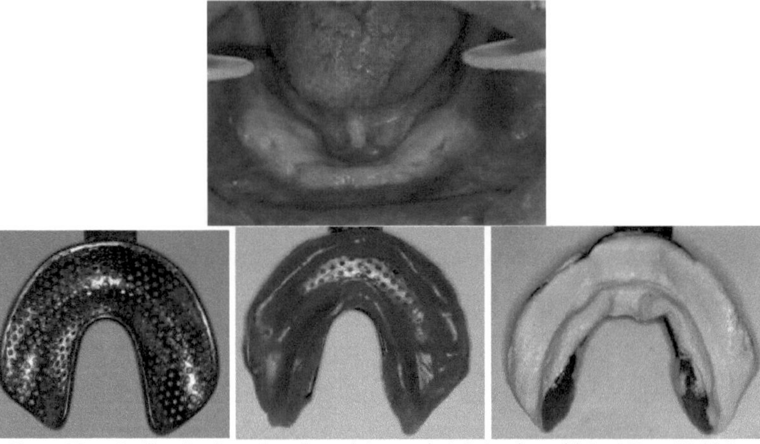

Figura 29: a: Tori localizado na face lingual da arcada inferior; b: moldeira ASA; c: Moldeira modificada com cera; d: impressão preliminar usando hidrocolóide irreversível.

- **Crista reabsorvida**

Para os indivíduos com uma reabsorção óssea acentuada, é difícil obter uma boa retenção e estabilidade da prótese completa devido à presença de inserções musculares perto da crista ou do rebordo do rebordo, o que pode causar uma deslocação induzida pelo músculo da base protética.

Os objectivos da impressão primária são registar todas as áreas a serem cobertas pela superfície do entalhe das próteses e os pontos de referência adjacentes com um material de impressão que seja preciso e incorpore o mínimo de deslocamento de tecido.

A impressão preliminar delineia a área de apoio para a base da prótese. A impressão deve, portanto, ser alargada se todo o assento basal tiver de ser utilizado como suporte.

Deve ter-se o cuidado de obter a extensão máxima no sulco distolingual dentro dos limites fisiológicos em rebordos alveolares altamente reabsorvidos.

A impressão deve envolver todo o osso basal, incluindo os tubérculos geniais.

Foram descritas muitas técnicas na literatura.

- Nos casos em que o rebordo está severamente reabsorvido, a moldeira de estoque pode não ser acomodada corretamente, a prótese anterior do paciente pode ser utilizada como moldeira para fazer a impressão preliminar com hidrocolóide irreversível ou polissulfureto através da técnica de boca aberta. (Praveen, G 2011) (figura 30)

As correcções relativas à prótese antiga podem ser realizadas: remoção de claps, adição de resina nos flanges, na almofada retromolar, no sulco lingual e sob áreas alargadas...

Esta técnica é menos compressiva do que a técnica padrão que utiliza tabuleiros de reserva.

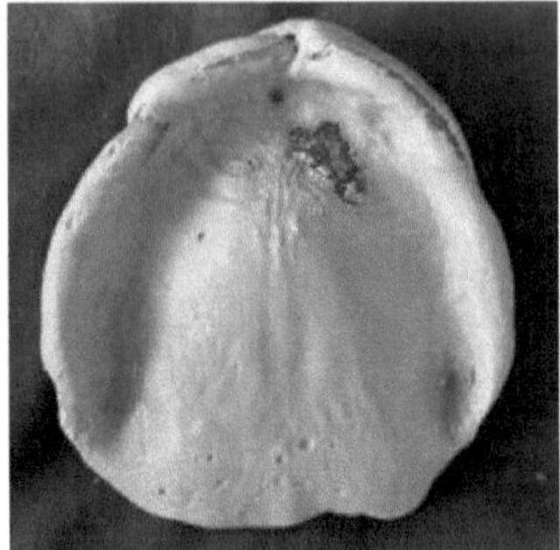

Figura 30: impressão primária com alginato e prótese maxilar antiga

- Utilizando os tabuleiros Shreinmaker, seleccionados de acordo com as medições, a profundidade padrão da flange não corresponde corretamente à altura reduzida da crista. (figura 31a)

Esta diferença deve ser reajustada através da adição de cera. A cera é amolecida e colocada para carregar a superfície interna da moldeira até que toda a moldeira esteja preenchida, inserida na boca do paciente, posicionada sobre o rebordo com pressão suficiente. (figura 31b)

Certifique-se de que a moldeira está centrada anteroposteriormente e mediolateralmente. Esta primeira pré-impressão em cera deve alcançar aproximadamente toda a área de suporte da prótese. A impressão é efectuada com alginato. (figura 31c)

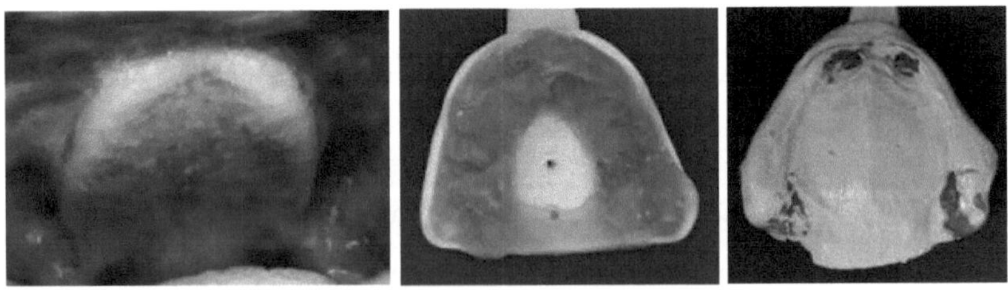

Figura 31: modificação da cera e impressão em alginato com arcada maxilar reabsorvida

- Depois de selecionar a moldeira de reserva conveniente para as cristas edêntulas, o composto de moldagem castanho é amolecido no banho de água quente a 55°C e amassado para carregar a moldeira de reserva que está orientada ulteriormente e assente na boca do paciente.

Pede-se ao doente que realize movimentos fisiológicos para registar os bordos ou pode também ser realizada uma manipulação manual, puxando as bochechas para fora, para baixo e para dentro.

Se a margem estiver pouco alargada, a massa de impressão verde é amolecida a 52°C para corrigir a forma geral.

Esta técnica rápida, simples e fiável, descrita por (Klein), não proporciona qualquer sobre-extensão grosseira, no entanto, as áreas sobre-extendidas da impressão composta podem ser identificadas, marcadas e corrigidas na moldeira personalizada.

O composto de moldagem proporciona uma estrutura de suporte e um melhor apoio para o material composto castanho.

Assim, as margens pouco alargadas da impressão são corrigidas.

A impressão obtida por esta técnica inclui todos os pormenores anatómicos e é mais precisa, pelo que proporciona uma moldeira personalizada estável e adequadamente estendida até agora, com um melhor ajuste.

Arpit Sikri *et al.* recomendam um procedimento específico para estes casos de reabsorção avançada. Foi selecionada e cortada uma folha de malha metálica pré-fabricada (perfurada) com 0,6 mm de espessura para criar um contorno para a moldeira de impressão. A moldeira de impressão preliminar personalizada foi criada dobrando a malha metálica personalizada à volta das áreas dos rebordos de acordo com a boca do paciente, ou seja, tanto em posições relaxadas como em posições funcionais. Foi criada uma pega para a moldeira e fixada com uma mistura de massa de moldagem e um pau verde. (figura 32a)

Uma mistura de massa de impressão e um bastão verde foi suavizada para moldar os bordos e alargar a moldeira conforme necessário. (figura 32b)

A moldeira foi carregada sobre os bordos com massa de material de impressão de polivinil siloxano para obter extensões adequadas. Seguiu-se a colocação da moldeira na boca do doente com uma pressão moderada para registar os pormenores intrincados dos tecidos. Os bordos da impressão preencheram completamente os vestíbulos labial, bucal e lingual para proporcionar uma vedação periférica para a moldeira costumeira. Foi pedido ao doente que efectuasse movimentos da língua de acordo com os procedimentos de moldagem convencionais.

A moldeira foi removida da boca do paciente e a impressão foi examinada (figura 32c).

O material de moldagem de consistência de corpo leve de polivinil siloxano foi colocado na moldagem e inserido na boca do paciente. O paciente foi instruído a repetir os movimentos da língua

mais vigorosamente para uma moldagem correcta do material nos bordos.

A impressão foi removida da boca do paciente após a presa do material. (figura 32d)

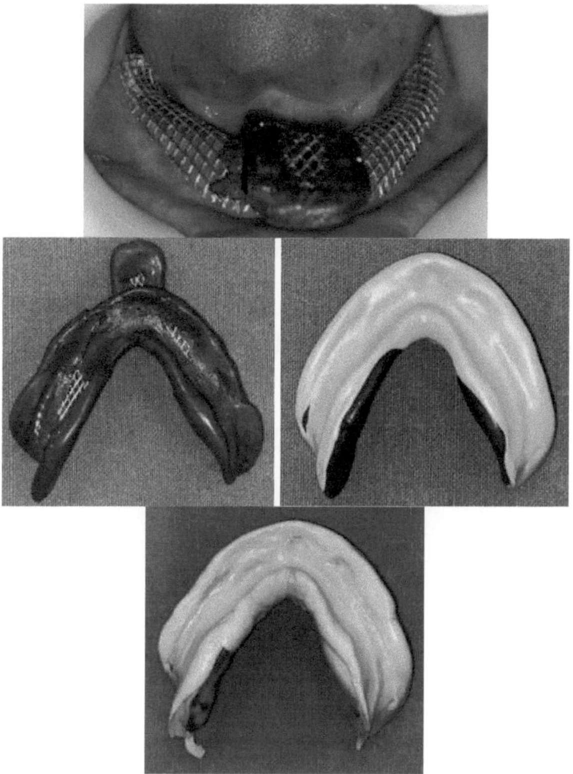

Figura 32a: Moldeira de impressão preliminar personalizada na boca do paciente; b: Malha delineada com material admix; c: Impressão efectuada com massa de polivinil siloxano; d: Impressão de lavagem feita com material de impressão de consistência de corpo leve de polivinil siloxano.

- **Reflexo de vómito**

A moldagem é uma tarefa complicada quando o doente tem um reflexo de vómito hipersensível. Esta situação requer medidas de prevenção do engasgamento para obter uma etapa de moldagem bem sucedida.

O reflexo de engasgamento é uma resposta reflexa, protetora e estimulada para impedir a entrada de material na boca ou na orofaringe. Os estímulos de engasgamento podem ser físicos, auditivos, visuais, olfactivos ou psicológicos e as contracções musculares provocadas podem resultar em vómitos.

A prevalência do reflexo de vómito na população em geral é de cerca de 4%. Foram identificadas cinco regiões na cavidade oral como as principais zonas de ativação para iniciar este reflexo. São elas a base da língua, as fauces, o palato, a úvula e a parede posterior da faringe.

O tratamento do reflexo de vómito inclui intervenções farmacológicas e não farmacológicas.

As intervenções não farmacológicas baseiam-se na modificação do comportamento:

a verdadeira origem do reflexo da náusea é mental, e é aqui que deve ser combatida. Antes de mais, o doente e o médico devem desenvolver um laço mútuo de simpatia e de confiança, desde a primeira consulta. A equipa médica deve demonstrar empatia, estabelecer uma relação de confiança e criar uma verdadeira aliança terapêutica.

Bassi 2004: As técnicas de relaxamento e a respiração rítmica calma ajudam a reduzir o estado de ansiedade e permitem que o doente anule os processos de pensamento inúteis.

é importante distrair constantemente a atenção do paciente e, de facto, encontrar o assunto que mais o fascina, de modo a fazê-lo esquecer esta perturbação momentânea enquanto a impressão está a ser feita

Pede-se audivelmente ao doente, em posição vertical, para relaxar, hiperventilar (inspirar lenta e profundamente pelo nariz, depois expirar rápida e vigorosamente, sem interrupção entre as 2 fases) (figura 33) e fechar os olhos, respirando calma e profundamente pelo nariz, pensando numa recordação agradável, num acontecimento feliz do passado ou numa viagem planeada, e observar um período de silêncio suficientemente longo para que a língua se habitue gradualmente à presença do corpo estranho, reduzindo subitamente o seu espaço habitual.

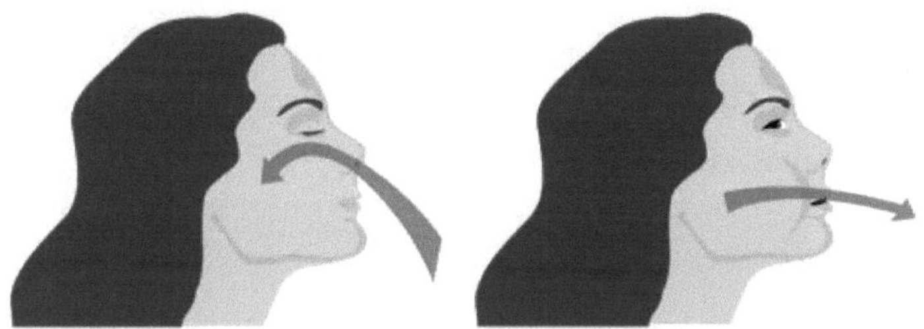

Figura 33: a respiração nasal ajuda a aliviar a sensação desagradável e reduz o risco de reflexos de náusea

Nobre 2002: A sugestão e a hipnose ajudam a relaxar o paciente e a remover ou melhorar temporariamente o reflexo de vómito para permitir a realização do tratamento dentário.

Chidiac 2001: utilização de sal na ponta da língua: O sal estimula as papilas gustativas localizadas na parte anterior da língua, activando subsequentemente o nervo corda do tímpano e conduzindo finalmente à inativação do reflexo de vómito.

Recomenda-se a prescrição de tarefas como "trabalhos de casa" para dessensibilizar o palato através da estimulação, aumentando a tolerância do recetor através da estimulação repetida (figura 34):

Wilks utilizou uma série de métodos de dessensibilização eficazes, segurando pequenos botões e enrolando-os à volta da boca.

-Estimular o palato duro com uma escova de dentes.

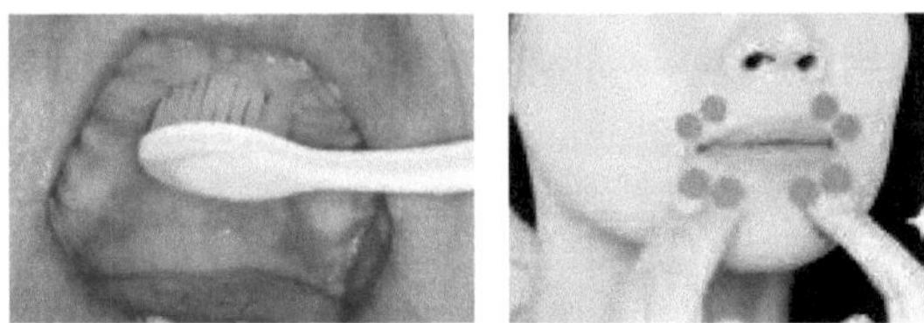

Figura 34: Técnicas de dessensibilização

Ezzo 2006: Acupressão: a estimulação com acupressão no sexto ponto do meridiano pericárdico chinês (ponto Pericárdio 6, PC6 ou P6), situado na superfície anterior do pulso, tem sido relatada como eficaz na prevenção de náuseas e vómitos. (figura 35)

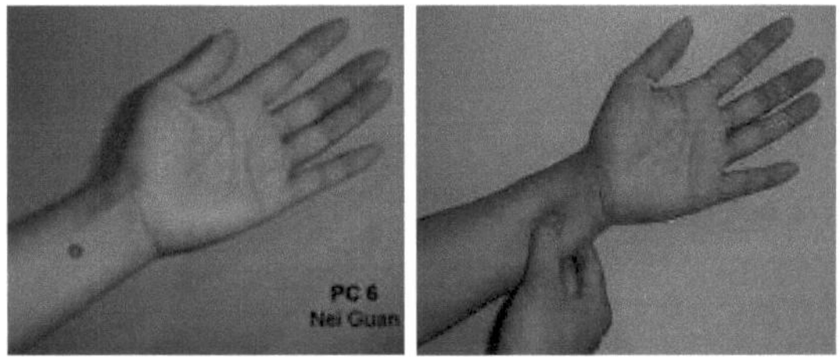

Figura 35: Ponto de acupunctura P6, também conhecido como "Neiguan"

Rosted 2006: A acupressão no ponto do Vaso de Conceção 24 (CV24; também chamado ponto Chengjiang ou REN-24) na prega labio-mental no queixo, também demonstrou diminuir o reflexo de vómito durante os procedimentos de moldagem maxilar. (figura 36)

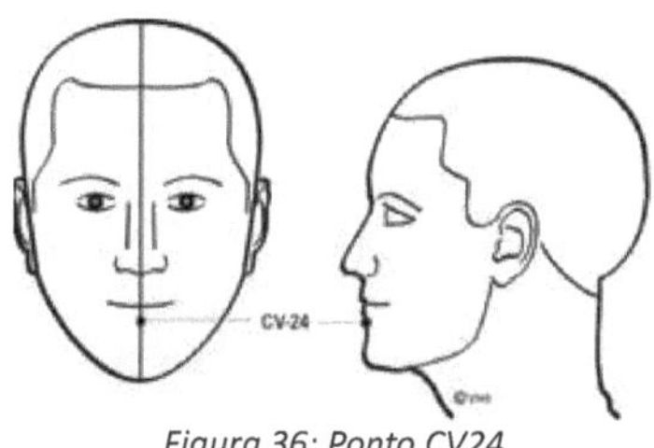

Figura 36: Ponto CV24

Ponto Shen men: um ponto específico que reduz rapidamente a ansiedade e o stress, localizado na orelha porque o nervo vago está próximo deste ponto e está envolvido no processo de deglutição. O ponto é também adjacente a um ramo do nervo trigémeo. A estimulação deste ponto anti-náuseas inibe a atividade dos músculos envolvidos no reflexo da deglutição. (figura 37)

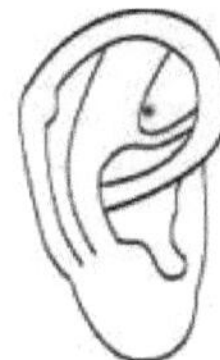

Figura 37 : Ponto de homens Shen

As intervenções farmacológicas mais frequentemente utilizadas incluem as de ação periférica:

- Anestesiar superficialmente as zonas reflexogénicas, aplicando nas zonas sensíveis um anestésico local (Xylocaine® 5%): pastilhas, sprays, géis, pastilhas, bochechos
- Pré-medicar o doente com antieméticos e anti-vomiticos utilizados para tratar vómitos ligeiros: metoclopramida (Primperan®), subsalicilato de bismuto (Kaopectate ou Pepto-Bismol).

Podem ser utilizados agentes de ação central: Trimetobenzamida; antagonistas 5-HT3: palonosetron, dolasetron, granisetron, tropisetron, midazolam intranasal e sedação consciente com óxido nitroso.

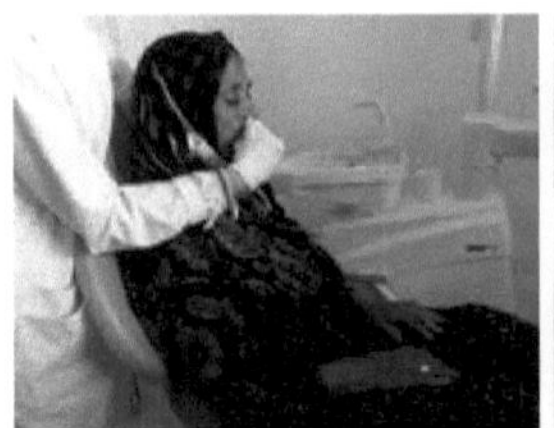
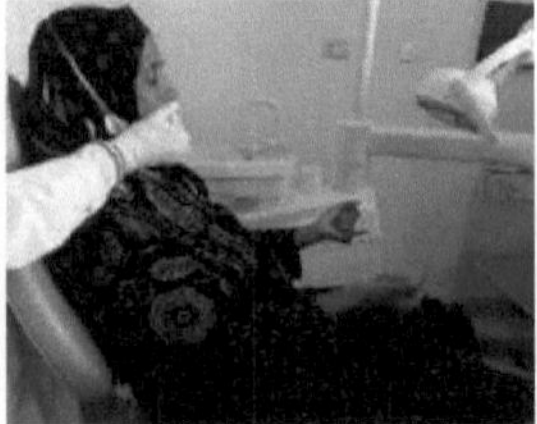
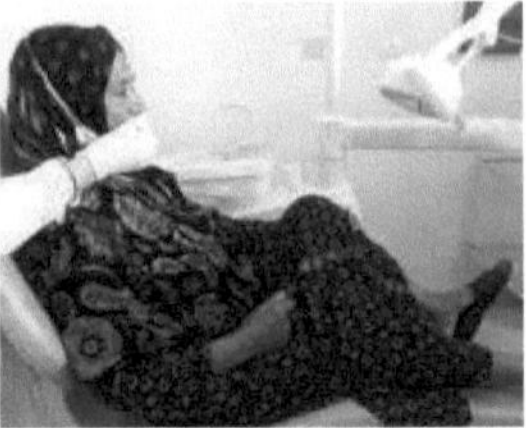

Figura 38: Procedimento de distração. a: Apoio dos ombros, b: Atividade de concentração, c: Levantamento das pernas

Durante a moldagem, selecionar o material de moldagem adequado com boa viscosidade, uma vez que o alginato e o composto são mais tolerantes, podendo ser incorporada uma solução anestésica local no material de alginato para reduzir o reflexo de vómito. O material de moldagem deve ser misturado longe da vista do doente e preenchido com uma pequena quantidade até ao nível correto. A impressão mandibular é efectuada primeiro, evitando o contacto da superfície do dorso da língua com a parte de trás da moldeira. É aconselhável assentar a moldeira o mais rapidamente possível e assentar primeiro na parte posterior. Utilize o espelho bucal para puxar para a frente qualquer excesso de alginato que esteja a sair pela parte de trás da moldeira.

O doente deve tensionar os músculos do estômago, levantando as pernas enquanto segura o tabuleiro firmemente no lugar. Embora o doente sinta desconforto durante um curto período de tempo, isso ajudará a evitar ter de fazer uma segunda impressão, ou pedir-lhe que se incline para a frente e levante o guardanapo para apanhar a baba. Em caso de náuseas, o profissional não deve hesitar em inclinar vigorosamente a cabeça do doente para a frente. (figura 38)

Referências:

1. Allen SC, Bernat JE, Perinpanayagam MK. Inquérito sobre as técnicas de sedação utilizadas pelos dentistas pediátricos no Estado de Nova Iorque. New York State Dental Journal 2006; 72(5):53-5.
2. Arpit Sikri, Jyotsana Sikri, Tarun Kalra, Ritika Sharda, Natasha Bathla, Sahil Thakur "Impressão preliminar personalizada: A Novel Impression Technique for Severely Resorbed Edentulous Ridges," Sudan Journal of Medical Sciences, (2023) vol. 18, Issue no. 3, páginas 325-337. DOI 10.18502/sjms.v18i3.14087
3. Baker PS, Brandt RL, Boyajian G. Procedimento de moldagem para pacientes com abertura de boca severamente limitada. J Prosthet Dent 2000; 84:241-4
4. Bassi GS, Humphris GM, Longman P. A etiologia e o tratamento do engasgamento: uma revisão da literatura. Journal of Prosthetic Dentistry 2004;91(5):459-67.
5. Bhupender Y, Manisha J, Harish Y, Shrey S, Shefali P, Reshu M. Comparação de diferentes técnicas de moldagem final para o tratamento do rebordo mandibular reabsorvido: Um relato de caso. *Relatos de casos em odontologia 2014; 4:1-6.*
6. Carlsson GE. Factos e Falácias. Uma base de evidência para próteses completas. *Dent Update 2006; 33:134-42.*
7. Cheng, A. C., Kwok-Seng, L., Wee, A. G., & Tee-Khin, N. (2006). Gestão protética de pacientes edêntulos com acesso oral limitado utilizando próteses implanto-suportadas: Um relatório clínico. The Journal of Prosthetic Dentistry, 96(1), 1-6.
8. Chidiac JJ, Chamseddine L, Bellos G. Prevenção do engasgamento utilizando óxido nitroso ou sal de mesa: um estudo piloto comparativo. International Journal of Prosthodontics 2001;14(4):364-6.
9. Colvenkar, S. S. (2010). Moldeira de impressão seccional e prótese seccional para um paciente com microstomia. Jornal de Prostodontia, 19(2), 161-165
10. Dhanasomboon S, Kiatsiriroj K. Procedimento de moldagem para um paciente com esclerose progressiva: um relatório clínico. J Prosthet Dent 2000; 83:279-82
11. Dickinson CM, Fiske J. Uma revisão dos problemas de engasgamento em medicina dentária: etiologia e classificação. *Dent Update. 2005;32: 26-32.*

12. Dikbas I, Koksal T, Kazazoglu E. Fabrication de prothèses complètes sectionnelles pliables pour un patient édenté atteint de microstomie induite par la sclérodermie. Quintessence Int. 2007 ; 38 : 15-22.
13. Ezzo J, Streitberger K, Schneider A. Revisões sistemáticas Cochrane examinam a estimulação do ponto de acupunctura P6 para náuseas e vómitos. Journal of Alternative and Complimentary Medicine 2006;12(5):489-95.
14. Geckili O, Cilingir A, Bilgin T. Procedimentos de moldagem e construção de uma prótese seccional para um paciente com microstomia: Um relatório clínico. J Prosthet Dent. 2006 ; 96:387-391
15. Hassaballa MA. Gagging .In: Clínica de prótese dentária completa. 2ª ed., Imprensa da Universidade Rei Saud, 2010.p.155,159-161.
16. Hegde, C., Prasad, K., Prasad, A., & Hegde, R. Desenhos e técnicas de moldeira de impressão para próteses completas em casos de microstomia - Uma revisão. Journal of Prosthodontic Research, (2012). 56(2), 142-146
17. Johnson OM. Os toros e o stress mastigatório. *J Prosthet Dent 1959; 9:975-7.*
18. Klein IE. Necessidade de procedimentos básicos de moldagem no tratamento de bocas desdentadas normais e anormais. *J Prosthet Dent 1957; 7:579- 89.*
19. Kumar KA, Bhat V, Nair KC, Suresh R. Técnicas de moldagem preliminares para pacientes com microstomia. Journal of Indian Prosthodontic Society. 2016 Jul-Set;16(3):229-233. DOI: 10.4103/0972-4052.186400. PMID: 27621540; PMCID: PMC5000571.
20. Kumar KA, Bhat V, Nandini VV, Nair KC. Empreintes préliminaires chez les patients microstomisés : une technique innovante. J Indian Prosthodont Soc. 2013; 13: 52-5
21. Luebke RJ. Moldeira de impressão seccional para pacientes com abertura oral limitada. J Prosthet Dent 1984; 52:135-7.
22. Mohamed Esam Impressão primária... Universidade do Sinai, kantara 2021.
23. Noble S. O tratamento da fobia de sangue e de um reflexo de mordaça hipersensível através da hipnoterapia: um relato de caso. Dental Update 2002; 29(2):70-4.

24. Prashanti E, SumanthK N, Renjith George P, Karanth L, SoeHH K. Gestão do reflexo de vómito em pacientes submetidos a tratamento dentário. Cochrane Database of Systematic Reviews 2015; 10: 101-6.
25. Praveen, G. Gupta, Saurabh Agarwal, Swatantra Agarwal, Samarth Kumar. Técnica de impressão de cocktail: Uma Nova Abordagem à Deformidade do Rebordo Mandibular de Atwood de Ordem VI. *Jornal da Sociedade Indiana de Prostodontistas 2011; 11: 32-5.*
26. Rosted P, Bundgaard M, Fiske J, Pedersen AM. A utilização da acupunctura no controlo do reflexo de vómito em pacientes que necessitam de uma impressão de alginato superior: uma auditoria. British Dental Journal 2006; 201(11):721-5.
27. Seah YH. Torus palatinus e torus mandibularis: uma revisão da literatura. *Aust Dent J 1995; 40:318-21.*
28. Suzuki Y, Abe M, Hosoi T, Kurtz KS. Protese seccional eficaz para um paciente parcialmente doente com microstomia: um relatório clínico. J Prothet Dent. 2000 ; 84 : 256-9.
29. Zhang, Y., Luo, J., Zhang, Y., & Wu, J. (2020). Reabilitação de um paciente com esclerodermia com microstomia severa usando métodos digitais e convencionais. O Jornal da Associação Dentária Americana.

Conclusão

A moldagem primária é, sem dúvida, um dos procedimentos mais importantes na medicina dentária clínica. Embora não exija o mesmo nível de competência técnica que muitos outros procedimentos clínicos, a moldagem primária está frequentemente na base de uma série de fases técnicas e clínicas subsequentes - muitas das quais podem ser tornadas mais eficientes e efectivas se tiver sido dedicado tempo e esforço adequados no início.

É importante que a impressão primária para a arcada edêntula seja tão exacta quanto possível, porque quanto maiores forem as falhas nesta impressão, mais demoradas e difíceis serão as modificações das moldeiras personalizadas necessárias na fase de impressão final.

A adoção do equipamento, material e técnica de moldagem correctos melhora a qualidade da restauração e, consequentemente, a qualidade de vida do paciente.

De acordo com a informação disponível, a análise mostra o predomínio da utilização de hidrocolóide irreversível (alginato) na moldagem primária, o que coincide com as práticas normais em todo o mundo, e mostra que a moldagem composta é a melhor escolha como moldagem primária em cristas residuais inferiores a 4 mm e para pacientes com reflexo de vómito.

Ao efetuar uma moldagem primária ideal, o profissional tem de ter cuidado com os bordos das moldagens maxilares e mandibulares, devendo os bordos da moldagem ser muito bem apreciados.

O conhecimento da anatomia básica, o conhecimento da técnica básica, o conhecimento e a compreensão dos materiais de moldagem de acordo com a técnica utilizada, a competência do dentista, a gestão do doente para estabelecer a relação desejada entre estes objectivos e a estrutura anatómica da boca são essenciais para o êxito das impressões preliminares.

Índice

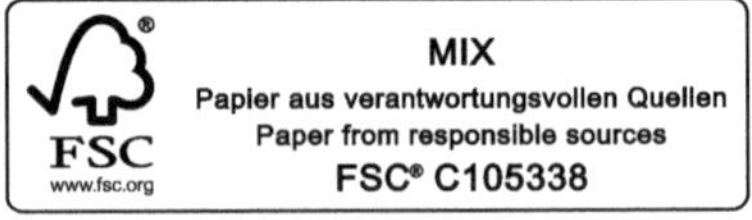

Printed by Books on Demand GmbH, Norderstedt / Germany